RELAXERCISE

THE EASY NEW WAY TO HEALTH&FITNESS

放松身心

健康和健身的简单新途径

[美]大卫·泽马赫–贝尔辛 (David Zemach-Bersin)

著　[美]卡伊特·泽马赫–贝尔辛 (Kaethe Zemach-Bersin)

[美]马克·里斯 (Mark Reese)

译　还国志

U0295614

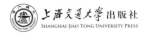

上海交通大学出版社

SHANGHAI JIAO TONG UNIVERSITY PRESS

上海市版权局著作权合同登记号　图字：09-2020-335

图书在版编目(CIP)数据

放松身心：健康和健身的简单新途径/(美)大卫·泽马赫-贝尔辛(David Zemach-Bersin)，(美)卡伊特·泽马赫-贝尔辛(Kaethe Zemach-Bersin)，(美)马克·里斯(Mark Reese)著;还国志译. —上海：上海交通大学出版社，2020
ISBN 978-7-313-23970-9

Ⅰ.①放…　Ⅱ.①大…②卡…③马…④还…　Ⅲ.①身心健康-基本知识　Ⅳ.①R395.6

中国版本图书馆 CIP 数据核字(2020)第 208051 号

放松身心——健康和健身的简单新途径
FANGSONG SHENXIN——JIANKANG HE JIANSHEN DE JIANDAN XIN TUJING

著　　者：[美]大卫·泽马赫-贝尔辛　[美]卡伊特·泽马赫-贝尔辛
　　　　　[美]马克·里斯　　　　　　译　者：还国志
出版发行：上海交通大学出版社　　　地　址：上海市番禺路 951 号
邮政编码：200030　　　　　　　　　电　话：021-64071208
印　　制：上海景条印刷有限公司　　　经　销：全国新华书店
开　　本：880mm×1230mm　1/32　　印　张：6
字　　数：144 千字
版　　次：2020 年 12 月第 1 版　　　印　次：2020 年 12 月第 1 次印刷
书　　号：ISBN 978-7-313-23970-9
定　　价：88.00 元

版权所有　侵权必究
告读者：如发现本书有印装质量问题请与印刷厂质量科联系
联系电话：021-59815625

谨以此书

献给

尊敬的摩谢·费登奎斯(1904—1984)博士

以及

多丽丝·法兰德(1928—1989)

正是由于他们的鼓励和帮助，才使不可能变成了可能。

内 容 提 要

　　"放松身心"方法学的创始者之一——摩谢·费登奎斯博士是20世纪最具独创性与整合性的思想家之一,同时他还是核物理学家、柔道黑带高手。他运用生理学、解剖学、神经学、心理学、运动学和人类学等理论创造了费登奎斯方法。该方法在国际上应用十分广泛,尤其适用于表演、康复、保健等诸多领域的从业者。

　　本书通俗易懂,图文并茂,动作简单,易于操作。非常适合工作负荷大、精神紧张、长期遭受身体疼痛的人练习。相信通过学习本书,并练习"放松身心"方法中的动作,你能够感受到一个不一样的自己。

精彩书评

放松被证明是大脑和肌肉间相互连接的有效方式。

诺曼·库西斯

如果你没有时间锻炼，可以学习放松的基础知识。让她成为你日常生活的一部分，你就会找到一种简单的方法来度过那些充满压力的日子。

乌阿普·戈德堡

对于我们这些因为压力过大而导致身体疼痛的人来说，放松为身体健康提供了一种重要的新方法。

斯蒂芬·赫特夏芬博士　欧米伽研究所

轻松而简单的放松能够深入我们的头脑中，只需要投入极少的时间，就能取得显著的效果。放松将使你的内心世界更加自由，使你的生活节奏缓慢而富有活力。

劳拉·赫胥黎

放松让我摆脱了饱受多年的背部疼痛的困扰，并得以保持无痛的状态。这是迄今为止我所做过的最有效、最愉快的运动。

约瑟夫·博特金硕士

经过短短几分钟的费登奎斯练习,人们发现自己的身体就像变魔术一样,能够很容易地做一些之前他们认为不可能做到的事情。

《新时代杂志》

这些练习既巧妙又简单。

耶胡迪·梅纽因　小提琴演奏家

费登奎斯博士开发的系统,就像爱因斯坦的广义相对论对物理学的解释一样,它对理解人的身心关系有着巨大的帮助。

伯纳德·莱克　医学博士　澳大利亚

费登奎斯在这方面已经取得了巨大的成功,让各种挑剔的人都无话可说。

《科学文摘》

身心协调领域最令人兴奋的进展之一是摩谢·费登奎斯博士的研究。

埃尔默·格林　梅宁格基金会博士

摩谢·费登奎斯博士是 20 世纪文艺复兴时期的人,他将物理学应用于人类的运动学,具有卓越的洞察力、爱心和魅力。

拉塞尔·贾菲　医学博士

费登奎斯用一种我在其他地方找不到的精准方法使身体在运动中变得结实。他创造出了数以百计的有特殊价值的练习。

彼德·布鲁克　电影和舞台导演

这是最好的改善身体的书。

哈罗德·布卢姆菲尔德　医学博士

棒极了！这本书非常实用。对于那些正在遭受慢性疼痛折磨和失去灵活性的人来说，这是一种难以置信的、快速又简单的工具。

亚历克斯·谢斯特　医学博士

通过放松练习，你可以扩大你的运动范围，增强灵活性、速度和耐力，提高你在任何运动爱好和日常行动中的表现。

朱迪思·埃尔曼博士　运动心理学家

费登奎斯是人类健康革命的代表。

阿尔伯特·罗森菲尔德　《史密森学会杂志》

序 一

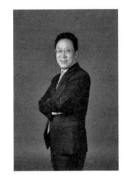

此刻，您的身与心，都还好吗？

这是一个处处充满生机的时代，也是一个残酷竞争无所不在的时代。世间的美好与枯燥的生活并存。在这样的环境下，我们的身体好似时刻都不堪重负，我们的心理问题更是层出不穷，困扰着每一个人。请您慢下来，然后，打开这本书。

生活方式的改变以及节奏的加快，无时无刻不在影响着我们的身体健康。例如，我们所熟悉的冠心病，已经成为危害人类健康的头号杀手。我们平时可能会关注一些不健康的生活方式，如吸烟、酗酒、缺乏锻炼、蔬菜水果摄入不足等，但往往忽略了精神方面的危险因素。

放松是一种非常好的方式。临床研究证明，紧张、焦虑、抑郁等情绪也是导致冠心病的危险因素，在心血管病的发病过程中起着重要的作用；一些心理因素如焦虑、抑郁等还影响心血管病的临床预后。因此，在日常生活中，我们不光要关注生理方面的问题，更要关注心理方面的问题。

"放轻松"，简单的三个字，说起来很容易，然而要做到却难之又难。因为我们经常会被各种事情和理由牵绊，没有时间让自己真正放松。不要紧,让这本书帮助您,她以最简单的方式,让您获得最大限度的放松。减轻压力,轻装上阵,这就是本书的全部内容。读下去,并且跟着做,享受难得的轻松。

学习与成长并不是轻松的事情,但接下来的阅读,却会让您身心愉悦。准备好了吗? 欢迎进入放松身心的世界。

上海市第十人民医院心脏中心主任

上海市医师协会心血管内科医师分会会长

同济大学医学院泛血管病研究所所长

徐亚伟

序　二

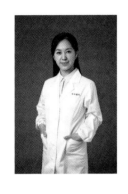

办公桌前久坐，远距离驾驶，伏案加班，长时间盯着电脑、手机，无休无止的学习、会议……这些场景你熟悉吗？相信你就在其中。

快节奏的现代生活是一把双刃剑。在促进人类与社会高速发展的同时，也给人们带来了焦虑和压力。长时期的高压力，会导致身心处于非常紧张的状态，进而引发健康问题，比如失眠多梦、烦躁易怒、身体疼痛，等等。

"人体是一台精密的仪器"。为了适应不断改变着的外界环境并保持机体内环境的相对稳定性，人体必须依赖于神经系统、内分泌系统和免疫系统的相互配合和调控。而压力就像毒素，随着时间的延长，慢慢地在身体里堆积，使神经－内分泌－免疫系统的功能紊乱，引发疾病，比如常见的桥本甲状腺炎、毒性弥漫性甲状腺肿（Graves病）、1型糖尿病等。

是时候寻找一种简单有效的方法来解决这些问题了，让它帮助你获得心灵的平静，缓解身体的疼痛，这就是放松的力量。

如何放松呢？请打开这本叫作《放松身心》的书，她图文并茂，通俗易懂，不仅能使你全面掌握即时放松身心的方法，还能让你树

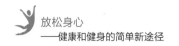
立保持健康身心的信心。

来吧,坚持按照书中的方法去做,你将会轻松拥有健康身心!

同济大学附属上海第四人民医院

内分泌科副主任医师

李淑梅

原著序

在过去的 15 年里,马克·里斯博士和我一直在帮助人们寻找解决他们身体问题(诸如疼痛和残疾)的方法。我们发现,几乎所有人在成长过程中都不了解他们的身体是如何工作的。如果不了解支配我们身体的基本物理和结构规律,我们便会不知不觉地养成利用神经肌肉的坏习惯,这些习惯会给身体带来压力,并增加我们受伤的可能性。于是,我们便会遭受各种各样的身体问题,从背痛、头痛、颈部和肩部疼痛,到失去灵活性,再到感到紧张和疲劳。这些问题并不是现代人在衰老过程中注定要发生的,理应可以避免。

学习和改变永远不会太晚。我们发现,在我们的客户中,95%的人身体疼痛是容易治疗、能够迅速改善并最终可以避免的。学习放松身体的一些简单原则,可以帮助我们终生保持身体的灵活性和舒适感,也可以防止疼痛,并让我们在受伤后能够快速恢复。

我们认真撰写的这本书,将为您提供保持舒适、无痛和健康身体的信息和方法。我们希望您能喜欢书中的练习和插图,并练习这一全新的、超乎寻常的方法,坚持练习将使您拥有一个令人兴奋的、重新恢复活力的身体。

欢迎您加入放松身心!

大卫·泽马赫-贝尔辛

伯克利,美国加州

致　谢

在本书写作的过程中，我们得到了很多人的帮助，在此要真诚地感谢大家。特别感谢楚克·莫斯茨，感谢他在本书"放松身心"练习部分中所进行的指导。我们还要感谢：黛比·奥斯罗和海蒂·泽马赫长时间的文字录入工作；多丽丝·沃辛顿的研究方法；弗雷德·法伦德的支持以及对"放松身心"方法的信任；哈珀·罗出版公司伯纳德·谢耶的支持；特丽·戈夫对整部书的编辑；乔·劳登对本书的大量付出。

以及，特别感谢艾琳·伊姆菲尔德对本书精美的设计；贝壳设计有限公司的艾琳·沃尔洛维茨对本书第三部分的批判性阅读；盖比·亚龙、米娅·斯格、瑞斯·阿兰和尤汉娜·瑞维亚富有启发性的指导；以及艾丽萨·科隆和丽贝卡·泽马赫的重要帮助；杰德·阿佩尔曼和伊丽莎白·贝林格在几个月无休止的写作中所建立的坚定友谊；马吉特·泽马赫的优雅；最后，感谢我们的家人：唐娜、内森、菲利普·雷-里斯、西贝里·勒曼、阿里拉和塔利亚·泽马赫-伯尔辛的爱和耐心。

这本书是他们的书，也是我们的书。

前　言

　　有多少次你试图强迫自己开始进行有规律地锻炼,并花更多的时间进行身心放松?有多少次你发现所尝试的运动体系在很短的时间内不起作用或没有帮助?大多数传统的运动系统都是基于这样的假设:人体是一台机器,可以通过锤击、转动、上油和发动来强迫它工作。但是身体并不是一台机器,它是一个极其复杂的生命系统。

　　健身不仅仅是找到"正确的技术"来调整身体以使其平衡运行这么简单(译者注:哪里坏了修哪里)。人体不是一台只需要好好调整的跑车,还需要更多的东西。功能完备的人需要一种新的健康和健身模式。

　　要实现这一愿望,任重而道远。过去 20 年,世界各地的许多大学和机构一直都在进行这项研究工作。摩谢·费登奎斯博士是这一健康新视野的伟大先驱之一,本书就是以他的研究成果为基础而写就的。

　　人类在成长过程中具有无限的创造力。不幸的是,我们大多数人只使用了 5％～10％的智力、情感和体力。放松身心有助于唤醒我们改善健康和幸福的能力,这样我们就可以开始创造真正想要的生活了。

　　大多数健康科普书籍和健康教育家提出了一种陈旧的观点,

即实现身体的健康和灵活性是一项艰巨的任务，需要相当长时间的自我否定，甚至有时候这个过程极其痛苦。本书却证明这种观点是错误的。她提供了一个循序渐进的过程，即利用大脑非凡的自然能力来改善你的身体健康。本书会告诉你如何毫不费力地挖掘最深层的健身能力，而不是劝告你去遵循严格的伸展和痛苦的锻炼。

本书还将告诉你如何达到一种健康的状态，以享受更美好的生活。通过本书，你将学习如何减缓衰老过程，以及如何调整你的姿势。最后，你将学会如何让自己看起来更好、感觉更好，并期待着以后每一年都能从生活中得到更多的回报。

这本书里的全部练习都可以帮助你实现健康，让你充满活力。"放松身心"是迄今为止发现的健身实用技术的一次创造性的重大飞跃。"放松身心"非常好！她是我读过的关于如何提高身体的灵活性、保持放松、改善姿势、提升活力和增加舒适感的最佳指南。请你也试试看！

哈罗德·布卢姆菲尔德　医学博士

目　录

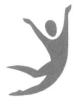

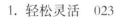

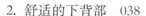
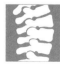

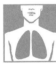

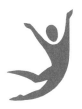

第一篇

导 论

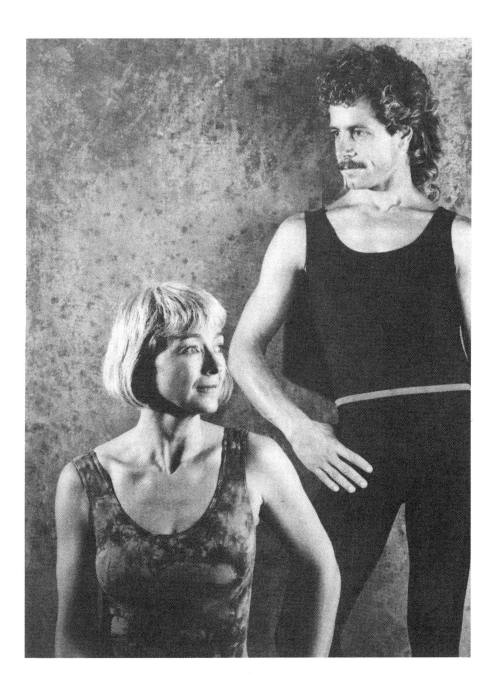

1. "放松身心"方法简介

放松身心方法

①迅速从疼痛中解脱出来。②立即改善灵活性和姿势。③感受自由和行动自如。④有效缓解紧张和压力。⑤让你感觉更好的方法!

像我们大多数人一样,你可能正在寻找一种简单而有效的方法来保持身体健康并让自己感觉更好。

你能够忍受持续的疼痛吗?你会经常感到紧张或僵硬吗?你是否因颈部、肩部或背部的问题而感到烦恼?你有没有注意到,随着年龄的增长,你的行动变得困难了,身体的活力也在减弱?你是否在寻找一种有效的办法来保持健康和青春?"放松身心"方法是一种非同寻常的运动形式。神经生理学和神经心理学的科学研究表明,大脑和身体之间有着强大的关系,大脑能够改善身体健康,让你获得幸福感。利用大脑的自然力量所进行的"放松身心"练习能够给身体带来前所未有的好处,这在其他锻炼体系中是没有的。

"放松身心"方法很容易。他们几乎不需要任何肌肉的力量,安全有效,而且只需要 15～30 分钟就能完成。更棒的是,练习效果立竿见影。总之,通过"放松身心"方法,你能够立刻感觉好了很多!

尽情享受这些不同吧!

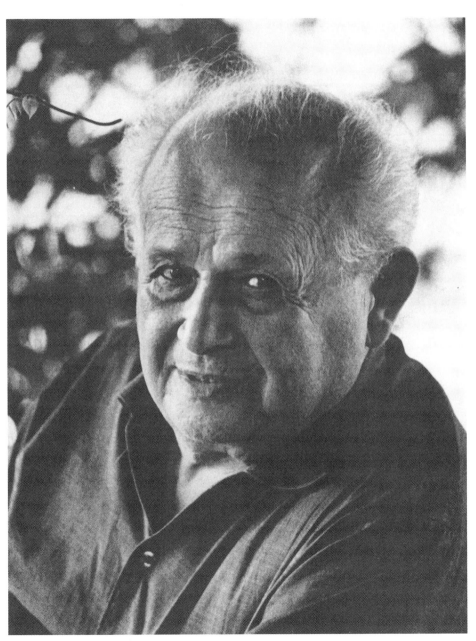

摩谢·费登奎斯博士

2. "放松身心"方法溯源

1942 年,在伦敦工作的杰出而受人尊敬的物理学家——摩谢·费登奎斯博士遇到了他一生中最关键的挑战之一:因为他在从事一系列与体育有关的工作过程中膝盖受伤,导致严重残疾。医学专家们认为通过手术修复膝盖的成功概率仅为 50%,他可能必须依赖拐杖或轮椅度过余生。但同时医生们也提出,一旦手术失败,那么他能够再次走路的可能性会极低。所以他必须自己做出决定:是接受外科手术,还是寻找其他的解决办法?

费登奎斯用一种特有的决心以及他对人体和当代科学的特殊理解来应对所面临的艰难困境。他是第一个在日本柔道中获得黑带段位的欧洲人,并写了 5 本关于柔道技术和理论方面的权威著作。作为一名物理学家,费登奎斯习惯于解决那些检验他这一代人智商的问题。多年来,他一直是 1935 年诺贝尔化学奖获得者、法国物理学家让·弗雷德里克·约里奥-居里的亲密伙伴。他们在一起进行最早的原子研究实验。费登奎斯能运用他的物理学和人体知识成功找到一条重新利用双腿的方法吗?

最终,费登奎斯决定选择不手术。他开始研究神经学、解剖学、生物力学和人类运动发展史。他深知,为了再次行走,他必须在神经系统和肌肉之间建立新的联系方法。经过两年的研究和试验,费登奎斯最终取得了胜利。他成功地恢复了走路的能力。

费登奎斯发明了一种通过激活大脑和神经系统的自然力量来

改善身体的方法。受此启发,他继续探索大脑和身体之间的深层联系,并开发了一系列独特的练习,旨在利用大脑运动学习中心。后来,费登奎斯向他的朋友和同事们推荐了他的新方法,有效治愈了他们的疼痛、肌肉和关节问题,甚至改善了使人虚弱的神经状况。一直引起身体不适的症状奇迹般地消失了。很明显,费登奎斯已经发现了一套非常独特的新方法来改善身体状况。

1949年,费登奎斯公开出版了《身体与成熟行为学》(*Body and Mature Behavior*)一书,阐述了人体运动与神经系统的关系理论,这本书至今仍然被广泛阅读。第二年,他当选为以色列著名的魏茨曼科学研究所物理学教授,得以继续研究并改进他所独创的神经肌肉训练方法。到1954年,由于他的新知识和新方法受到强烈的需求,为此他决定离开物理学研究,专心致力于帮助别人,以改善他们的身体健康问题。

很快,从欧洲各地来到费登奎斯在特拉维夫设立的诊所和班级进行学习的人络绎不绝。其中不仅有身体上有问题的人,还包括音乐家、运动员、舞蹈家和其他成千上万各行各业的人。1972年,费登奎斯应邀到美国卫生和公众服务部以及各个大学介绍他的研究。由于反响强烈,在接下来的10年里,他每年都会安排一部分时间在美国教书和讲课。

直到1984年去世之前,80岁的费登奎斯已经培训出了一小批人继续从事他的研究,并使他的训练方法得以广泛普及。自他去世至今,已有1 000多名亲友接受过培训和认证。本书的两位作者(大卫·泽马赫-贝尔辛和马克·里斯)有幸成为第一批与费登奎斯博士一起学习和工作的美国人,他们花了十多年的时间在美国和欧洲学习。1983年,他们联手合作开发了"放松身心"方法(Relaxercise,™),这是一种锻炼系统,旨在把费登奎斯超神奇的神经肌肉锻炼方法介绍给每个想要感觉更好的人。

本书是对"放松身心"方法和天才费登奎斯的介绍，它通过 10 个基本练习改善你的健康状况。欢迎来到"放松身心"课程，我们相信你会喜欢这些锻炼，并发现他们是用最简单、最容易、最愉快的方式来保持一个健康的、年轻的、无痛的身体。

3. "放松身心"方法的原理

　　科学家研究发现,人的大脑和神经系统是整个身体的指挥和控制中心。放松身心可以通过加强大脑和身体其他部分之间的交流来恢复并改善身体状况。通过使用大脑和身体之间的强大连接,以惊人的效率和速度带来非常神奇的物理变化。

　　在孩提时,我们学会坐、翻身、爬行、站立、行走和奔跑。这些成就是通过一个个重要的自然试错过程而取得的。要学会走路,我们首先要学会站起来,保持平衡,然后再迈出第一步。只有在一次又一次地跌倒和爬起来之后,我们才能一步接一步地走下去,而不至于失去平衡或跌倒。

　　科学家称这个过程为感觉运动学习。"感觉运动"涉及我们的感觉——视觉、听觉、平衡和触觉与运动的结合。"学习"的结果就是我们学会了如何做一些新的事情。

　　感觉运动学习是所有物理学习发生的过程,它是通过感官、肌肉和大脑之间的信息反馈过程发生的。当你的身体移动时,你的触觉、平衡感和视觉会向你的大脑发送有关你身体位置和肌肉活动情况的信息,大脑则会迅速作出反应并把相关信息反馈到肌肉。当信息来来回回时,你身体就会产生反作用,不必要的肌肉力量就会被检测出来并被"清除"。逐渐地,你的动作就会变得更加精细并且有效,信息在大脑和感觉之间交换,直到形成一个成功的、协调的行动模式。神奇的是,整个过程几乎没有经过任何刻意的努力。

还记得你初学骑自行车的时候吗？刚开始的时候，仅仅跨上自行车就是个挑战。虽然你抓得很紧，为保持平衡付出了巨大的努力，但你仍然会多次摔倒。经过反复的尝试后，无论是快骑还是转弯，你都知道该如何掌握平衡。随着大脑逐渐减少身体不必要的肌肉力量，成功的神经肌肉模式便形成了，骑自行车的技术也得到了提高。最终，即使你脚踩着踏板的同时看路、做白日梦、吹口哨，甚至把手从车把上拿开，你都可以非常好地保持平衡。

"放松身心"方法是第一个通过刺激和利用大脑的感觉运动学习过程来改善身体的运动体系。

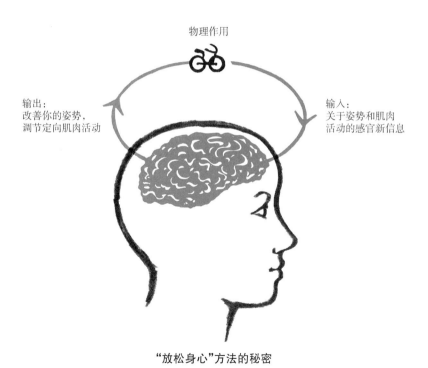

"放松身心"方法的秘密

4. "放松身心"方法的秘密

为了通过感觉运动学习来提高你身体自身的非凡能力,你必须让你的大脑去发现并减少你身体中那些不必要的、起消极作用的肌肉力量。神经生理学的研究表明,当我们动用大量的肌肉力量时,我们的大脑不可能找到改善我们的神经肌肉组织所需要的感觉。这就是为什么依赖于肌肉的力量及速度的传统运动使大脑为身体工作的能力降低的原因。当我们使用最小的肌肉力量时,我们的大脑便可以自由地区分感觉。

举个例子:如果你拿着一个沉重的物体,你必须付出相当大的肌肉力量。如果一只苍蝇落在你举着的重物上,你感觉不到重量有轻微的增加,这是因为你身体的肌肉力量使你的大脑不可能感知到重量上的微小变化或差异。但如果你拿着一些很轻的东西,比如羽毛,你就不需要付出很大的力气,如果一只苍蝇落在羽毛上,你便可以很容易地感觉到重量的增加,因为你的大脑可以自由地感觉到哪怕是最细微的差别或变化。

"放松身心"方法应用了强大的神经法则:较少的肌肉力量产生更多的感觉运动学习,并带来身体的改善。

本书所讲述的 10 个"放松身心"方法是缓慢、简单的运动,它能够激活大脑的运动中心,并在大脑和肌肉之间产生一个有价值的信息流动。仿佛自然而然地被施了魔法一样,让神经肌肉系统重新编程,从而让你的紧张、疲劳和不适统统消失。

告别痛苦的好处

大多数疼痛是由于肌肉紧张、姿势不正确所致。"放松身心"方法有即时的舒缓作用。它能够放松疲惫的肌肉，缓解紧张，改善姿势。你的疼痛（甚至是长期困扰你的慢性疼痛）都可以很快消失。本书的练习还可以帮助你防止它们再次发生。

缓解肌肉紧张

若你习惯于用比实际需要更多的肌肉力量去工作，或者当你的肌肉即使在不使用的状态下仍然收缩时，肌肉紧张就会发生。肌肉紧张的原因有时是情感上的，有时候则是身体上的。但不管是什么原因引起，紧张最终会导致肌肉疼痛、活动幅度受限、疲劳或是抑郁。"放松身心"方法将教你缓解肌肉紧张，并帮助你随时放松肌肉。

提高灵活性

你的身体需要有一定的灵活度以保持关节和肌肉的健康，这样也会使活动舒适而又轻松。经过"放松身心"方法的训练，你可以消除不健康的神经肌肉僵硬以及平时紧张的习惯，灵活性将得到显著提高。当身体变得更加灵活时，你就会感到更自由、更健康。这种感觉也许是你多年来都未曾感受过的。

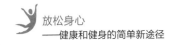
减轻压力

我们都知道太多的压力对人没有好处。它容易造成肌肉紧张，并引起下巴、胸部、颈部、肩膀和背部的疼痛。我们虽然无法控制压力的出现，但可以降低身体肌肉的紧张程度，以便将身体因为压力所受到的影响降到最低。"放松身心"方法对缓解压力十分有效，它可以快速缓解，并有助于进一步消除肌肉紧张。

发现动态姿势

你平时的身体姿势非常重要。它会影响你的外表、灵活性、行动自由、舒适度、能量水平和未来的健康。习惯性的姿势通常被认为很难改变。但是，通过"放松身心"方法训练后，你的姿势可以快速而又轻松地得以改善。"放松身心"方法通过刺激你神经系统的自然机制来保持良好的身体姿势，从而改变以前的习惯性姿势。随着姿势改善，你将看起来更加年轻，也会体验到较少的肌肉紧张，你的关节和肌肉将被保护而免受不必要的磨损。你的坐姿特别重要，不良的坐姿往往是导致肌肉紧张和颈部、肩部、背部不适并形成一系列慢性病的原因。如果你的职业要求你每天坐四个小时以上，那么你的坐姿将会对你的健康产生重要的影响。为了加强坐姿训练，本书中的 7 个练习都可以在坐着的时候进行。"放松身心"方法将直接改善你的坐姿，并帮助你打败因长时间端坐而引起的各种疼痛。

提高你的运动表现

"放松身心"方法是结合神经生理学和生物力学的最新发现来改善你的神经肌肉组织。你可将"放松身心"方法和所有的其他形式的运动相结合。无论是在运动前的热身,还是运动过后的放松活动中均可以做,这样可以大大提高你的运动技能。在所有体育活动中,你会发现自己拥有了更大的灵活性、更高的运动效率、更强的力量、更快的速度,你的准确性和协调性也有了明显的提高。

焕然一新

"放松身心"方法可以增加你的自然活力,使你的身体焕发活力。肌肉紧张、疼痛和低效的姿势会耗尽你的能量,让你疲惫不堪。"放松身心"方法可以有效地缓解肌肉紧张,减轻疼痛,改善姿势。当你感到疲惫不堪,需要补充能量时,试着放松一下。

快速恢复

在受伤或拉伤后,"放松身心"方法可以通过放松肌肉、减少炎症和刺激血液循环使愈合过程加快。有时受伤会引起持续数月甚至数年的不适。这通常是因为我们不自觉地养成了补偿性的姿势和运动习惯,以避免对受伤区域的刺激。这些自我保护的习惯可以在疼痛消失后持续很长时间,并可能导致慢性失调和肌肉不适。"放松身心"方法有助于你完全恢复,消除不再需要的旧姿势和运动习惯,并学会用更健康的神经肌肉模式来恢复你的身体。

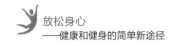
最大限度减少衰老的影响

人们通常认为,不良的姿势、僵硬和疼痛是变老过程中不可避免的,但事实并非如此!随着时间的推移,我们所接受的许多身体上的不适都可以很容易地避免。"放松身心"方法让你在任何年龄段都可以保持灵活、姿势优美和活动自由。

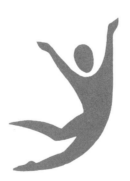

"放松身心"方法是一种救援

你的身体将受益于所有的"放松身心"方法训练,此图可帮你迅速找到可能对你具有特殊价值的那些训练。

如果你有以下症状:　　　　　尝试练习编号:

腰痛　　　　　　　　　　　1,2,3,5,6,7

肩痛　　　　　　　　　　　1,4,6,7

颈痛　　　　　　　　　　　1,3,4,6,7,9

髋关节疼痛　　　　　　　　1,2,3,5,8

不良姿势　　　　　　　　　1,2,3,4,5,6,8,10

足部/踝部疼痛　　　　　　　1,5,8

头痛　　　　　　　　　　　1,3,4,7,9,10

慢性紧张　　　　　　　　　4,7,9

脊柱侧凸　　　　　　　　　1,2,3,4,5,6,7

膝关节损伤　　　　　　　　1,5,8

颈椎过度屈伸损伤　　　　　1,3,4,6,7,9

下颌紧张　　　　　　　　　4,7,9,10

坐骨神经痛　　　　　　　　1,3,4,5,7,8

呼吸急促　　　　　　　　　1,2,3,4,7,9

眼疲劳　　　　　　　　　　1,7,9,10

不良坐姿　　　　　　　　　1,2,3,4,5,6,10

疲劳　　　　　　　　　　　1,2,4,5,7

肌肉僵硬　　　　　　　　　1,2,4,5,6,7,9

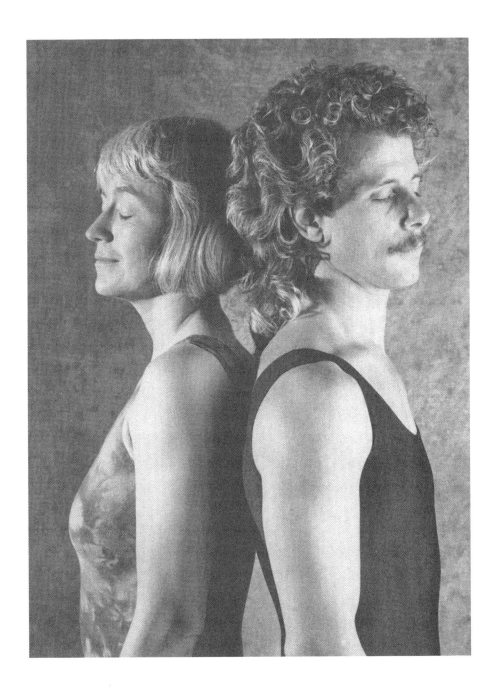

5. "放松身心"前的注意事项

- 你几乎可以在任何地方,穿任何种类的衣服进行"放松身心"方法训练。

- 没有必要按照书中的练习顺序来做,你可以从本书 10 个练习中的任何一个开始。先阅读标题,然后选择一个你认为可能对你特别有用的练习即可。

- 根据个人喜好和时间,每次锻炼时间从 15～30 分钟不等。当你已经掌握了某项练习时,你只需做几分钟就能受益。

- 开始时,每次练习重复 2～3 次,然后再进行新的练习。

- 如果定期锻炼,你的身体将很快得到改善。一开始,试着每天或每隔一天做一次。始终如一地进行"放松身心"方法训练是一个稳步改进的过程。

- 这本书中的练习你可以多做几项,这样你的整个身体都可以从放松中受益。

- 每天锻炼的次数不能超过 3 次。你的大脑和身体在运动之间需要足够的时间来对这些改进进行整合。

- 使用"放松身心"方法进行训练时,真正重要的是你如何做动作,而不是重复多少次。虽然我们建议你每个动作重复 4～8 次。不过如果你发现一些动作特别有益,你可以随意地重复它们很多次,哪怕是二三十次也可以。

- 尽可能避免在做放松运动后立即进行一些具有压力性的活动,这样可以帮助你保持刚刚练习后的身体状态。

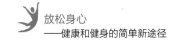

- 一旦熟悉了这些练习,你可以根据自己的需要对它们进行调整。如果你愿意,你可以把每个动作重复2~3次,而不是标准的4~8次,这样可以缩短练习时间。只要你坚信"放松身心"方法是"成功的关键",你便可以自由地缩短或扩展练习内容。

预备姿势

"放松身心"方法可以坐着练习,也可以躺着练习。

坐着练习: 如果你的鞋子不舒服,或者你穿着高跟鞋,那么请你脱掉。然后选择一张牢固、稳定、有软垫的座椅。座椅高度以能够让你的脚可以舒适地平放在地板上为宜,如果座位太高,你可以在脚下垫几本书。

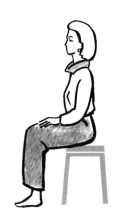

躺着练习: 请脱掉鞋子。选择一个牢固的有缓冲的平面,如运动垫或地毯。如果由于受伤或残疾,你不能舒服地躺在地板上,那么也可以在躺在床上进行练习。

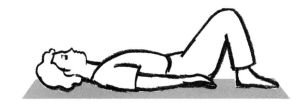

放松成功的秘诀

要想在训练中获益,请注意"成功的秘诀"(keys for success)。这些秘诀非常重要。它们将确保每次锻炼都能有效地传达到你的大脑和身体。开始之前请认真阅读以下注意事项。

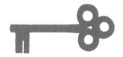

每个动作轻一点

当你做每一个动作时,尽量少用肌肉的力量。不要收紧或拉伸你的身体。使每个动作幅度小而轻。

慢慢做

每一个动作慢慢做,这样你就能注意到你的感觉,并意识到你身体中不需要的肌肉力量。

尽量放松

当你在做每一个动作时,尽量试着不要紧张,保持放轻松。这是"放松身心"方法训练的一个重要方面。

每次运动后短暂休息

不要急于马上重复一个动作,在每个动作之间休息片刻。这将给你的大脑一些时间来吸收新的、有用的感觉运动信息。

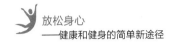
在不适或受限制的情况下

在做"放松身心"方法的练习时,你不应该感到不舒服或疼痛,疼痛就表示身体受到了刺激。如果你开始感觉到身体上有任何不适,那就迅速进行调整,让每个动作都变得更小巧、更轻松、更容易,或者通过在脑海中想象动作来代替实际做的动作。

练习后如有不适,可能表示你在做练习时用了太多的肌肉力量。花一分钟时间复习一下"成功的秘诀",下次再做练习时,不要做"太多"。如果你能够让你的身体保持在自然舒适的范围内,每一次放松身心练习都将是一种愉快和有益的体验。

"放松身心"方法是一种非常有效和安全的锻炼方式。本书中的练习适用于每个人,可以在任何时候使用,包括怀孕期间的孕妇或是因受伤正在进行康复治疗的人群。

偶尔,疼痛、受伤或身体上的限制可能会干扰你锻炼的能力。在几乎所有的情况下,你仍然可以通过使每个动作变得非常小巧和缓慢而从练习中受益。这本书中的练习是帮助你的身体痊愈和自我修复的理想选择。当你做练习的时候,每个动作都要做得非常轻盈。确保每个动作感觉完全舒适和轻松。你也可以尝试在想象中做这些动作。这是一种叫做"想象"的方法,非常实用。

研究表明,当你想象做一个动作的时候,大脑的电波活动和你身体上做的效果是一样的。也就是说,当你想象或运动时,大脑向你的肌肉发送的信息与你在运动时发出的信息相同。唯一不同的是,当你想象运动时,信息不够强烈,不足以使你的肌肉完全收缩。想象是一个强大的工具,它的作用和效果完全不亚于身体所做的运动。

如果想象一个练习的动作,只需要闭上你的眼睛,想象你正在做这些动作,而不需要真正地运动你的身体。

第二篇

练习 1～10

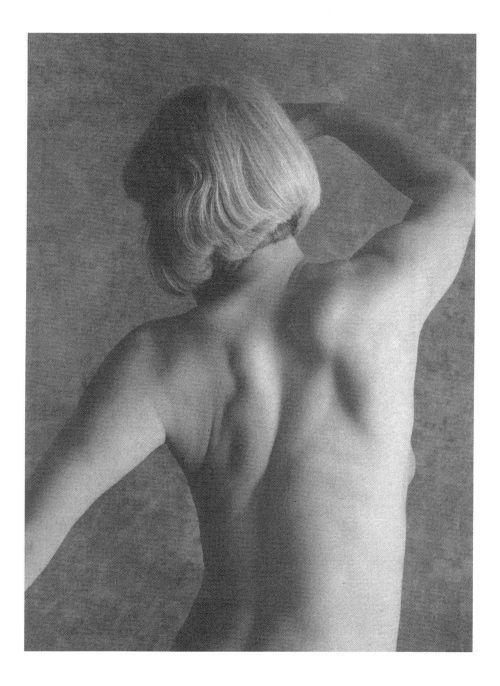

1. 轻松灵活

桑德拉(Sandra K.)是一位32岁的西海岸电视台执行制片人,大家十分担心她越来越差的身体灵活性。虽然她还年轻,天生就有运动能力,但两起车祸和一份高压力的工作给她留下了太大的压力。通过练习"轻松灵活",桑德拉在短短几天内就将颈部、胸部和脊椎的灵活性提高了80%以上。通过在家中和工作中休息时进行"放松身心"练习,她很快恢复了灵活,活动也变得方便。

转动在我们所做的几乎每一个动作中都至关重要。事实上,我们每天都要把身体左右转动几千次,像走路或跑步这样的活动要求我们每走一步都需要转动。即使是最简单的动作,比如伸手拿笔或穿鞋,也会涉及无数个小的转动动作。

这就是脊椎的神奇构造之处,它使转动成为可能。人体的脊椎是由33个椎骨组成的。事实上,椎骨这个词来源于拉丁语"vertere",意思是"转身"。当你转动时,每个脊椎只旋转几度。但是所有椎骨的综合旋转却可以让你转动90°甚至180°,足以让你看到身后的一切。

几乎对我们所有人来说,当我们成年时,我们自由和轻松转动的能力就会受到限制。当你从事一项特定的活动时,你可能会感到僵硬和不适,比如在开车的时候转过身去看你的肩膀。或者你

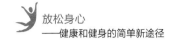

可能只是注意到你不再拥有过去所享受的灵活性和行动自由了。当你转身的自由受到限制时，姿势就会受到影响，你会感到精力不足，更容易受到颈部、肩部和背部问题的影响。

"轻松灵活"将极大地提高你的舒适度，帮助你恢复自然的灵活性。不仅会改善你的姿势，还能让你感觉更有活力。

轻松灵活

准备一张牢固、稳定、有软垫的椅子

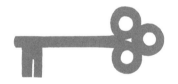

做放松运动时的要点

- 慢慢来。
- 使每个动作小巧而轻松。
- 尽量放松。
- 每次运动后短暂休息。

扫码学习
轻松灵活

预备姿势

坐在椅子或座位的前部,双手放在大腿上。

把脚平放在地板上,两脚与肩同宽,置于膝盖下方。

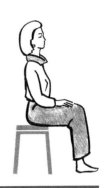

每个动作重复4至8次

1

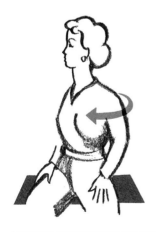

慢慢地转动你的上半身,好像要往右看一样。然后返回,面向前方并放松。

- 每个动作都要做到小巧、舒适、轻松。
- 双脚平放在地板上,保持这个姿势。
- 在头脑中记下刚才感受不到任何紧张的情况下,你向右能看到多远。

稍后,当你测量灵活性是否改进时,这将成为一个参照点。

2

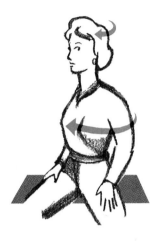

把眼睛集中在一个物体或正前方的某一个点上。眼睛保持不动，直视前方，同时慢慢地把头和上半身向右转。然后返回，面向前方并放松。

- 不要使用蛮力；不要用力拉伸以免拉伤。
- 若要使动作更轻松，请在转身时呼气。
- 放松你的脖子、肩膀、胸部和腿。
- 注意你的上半身可能不会向右转太多，因为眼睛没有移动。

每个动作做完后暂停休息
使每个动作既小巧又轻松

3

再一次，慢慢地把整个上半身向右转，包括眼睛。然后返回，面向前方并放松。

- 轻轻地转动你的头、眼睛、肩膀和胸部。
- 你能再往右看一点吗？

4

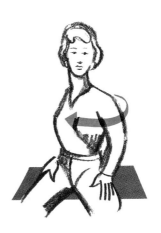

　　保持头和眼睛在中间，面向前方，慢慢地向右转动肩膀和上半身。然后返回，面向前方并放松。

- 当你转动的时候，慢慢呼气。
- 放松下巴、脖子、胸部和肩膀。
- 请注意，你的右肩在向后移动，而你的左肩在向前移动。

5

　　再一次，慢慢把你的整个上半身向右转（包括头和眼睛）。然后返回，面向前方并放松。

- 请注意，向右转是否变得更容易、更舒适！

你的灵活性会自动增加
每个动作做完后暂停休息

　　现在，休息一下。

- 感受左肩和右肩之间有什么不同。
- 感觉左侧是不是更加放松！

6

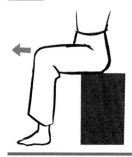

保持脚平放在地板上不动,但是左膝要稍微向前移动一点。然后回到起始位置。

- 这是一个很小的动作。
- 尽量放松左腿和左脚。
- 请注意,你的下背部、头部和肩部是否也同时稍微向右旋转了。

7

慢慢地向前移动左膝,同时把整个上半身转向右边。然后返回,面向前方并放松。

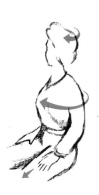

- 请注意,当你转身时,你是否长高了一些。
- 当你转身时平稳呼吸,这样胸部就能更加灵活。
- 当你转身的时候,感觉一下骨盆是如何移动的。
- 请注意,将左膝向前移动是否可以提高你的转动能力,帮助你转动得更多。

放松你的脖子、背部、腹部和腿
每个动作重复 4 至 8 次

现在,休息一下。

- 请注意,你的左肩、左侧颈部和腰部是否变得更加放松。
- 感受差异!

8

慢慢地转动上半身,就像向左看一样。

- 双脚平放在地板上,保持这个姿势。
- 请注意,在不用力的情况下,你能够向左
看多远。

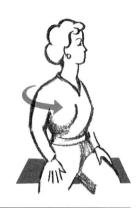

9

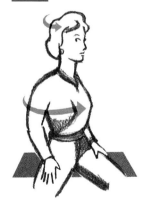

把眼睛集中在一个物体或正前方的
某个点上。保持眼睛在中间,面向前方,
同时慢慢地向左转动头和上半身。

- 放松脸、脖子、肩膀和腿。
- 请注意,你的上半身转动幅度不像平时
那样大,因为眼睛是静止不动的。

保持每一个动作轻松、缓慢
尽量慢慢做,以保证肌肉足够放松

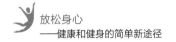
10

再一次，把上半身，包括眼睛，一起向左转。

- 舒舒服服地转而不要用力。
- 你是否可以向左看得更远一点？

11

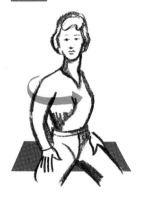

保持头和眼睛在中间，面向前方，同时慢慢地向左转动肩膀和上半身。

- 尽量放松你的脸、脖子、肩膀和腹部。
- 感受左肩是如何向后移动的，右肩又是如何向前移动的。

12

再一次，把上半身（包括头和眼睛）向左转。

- 感受这个动作是否变得更加容易！
- 请注意，当你向左转时，右膝盖是否会自然向前移动一点。

做每一个动作都要保持平稳呼吸
使每个动作既小巧又轻松

13

保持脚平放在地板上,并把右膝非常轻微地向前移动。

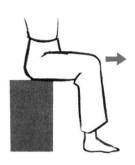

- 每次运动后,让你的膝盖回到起始位置并稍作休息。
- 不要用右腿或右脚用力推。
- 注意右臀部是否稍微向前移动了。
- 完全放松右腿。
- 请注意,你的下背部、头部和肩部是否会稍微向左旋转。

14

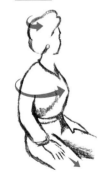

将右膝稍微向前移动,同时将上半身向左移动。

- 请注意,身体是否随着转动变高了一点。
- 放松脖子、肩膀、手臂、背部和腿。
- 感受骨盆的轻微运动。
- 注意观察,你能向左转多大幅度!

现在,休息一下。

- 感受右侧是否变放松!

感觉不同! 然后继续……
慢慢交替做 4 至 8 次

15

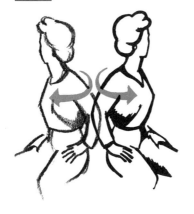

轻轻地向前移动你的左膝,同时慢慢地把整个上半身向右转,然后返回。再向前移动你的右膝,同时慢慢地把整个上半身向左转。

- 使运动顺畅、连续。
- 当你从一边转到另一边时,始终保持手置于大腿上。
- 尽量放松双腿。

16

保持头和眼睛不动,面向前方,将上半身的其余部分稍微向右转——再向左转。

- 放松脸、脖子和肩膀。
- 双脚平放在地板上。
- 自由呼吸。

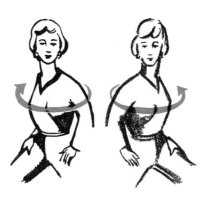

你想休息就随时停下来
尽量少用力

17

把整个上半身先向右转,然后再向左转。

- 当你向右转时,注意左肩是否在向前移动,而右肩是否在向后移动。
- 当你向左转时,注意右肩是否在向前移动,而左肩是否在向后移动。
- 感受一下你的灵活性是否有了很大的提高!

18

把你的上半身和骨盆向右转,同时把头和眼睛向左转。再慢慢地把你的上半身和骨盆向左转,同时把头和眼睛向右转。

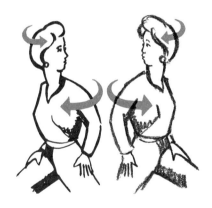

- 慢慢来,这样动作就会变得顺畅了。
- 不要用力拉伸以免拉伤,你的灵活性会自动增加。
- 尽量放松下巴、脖子、肩膀和腿。
- 自由呼吸。

慢慢交替做 4 至 8 次

让身体自由移动

19

现在,衡量你的进步:把左膝向前移动,同时把整个上半身尽可能地向右转,不要用力。然后把右膝向前移动,同时把整个上半身尽可能地向左转,不要用力。

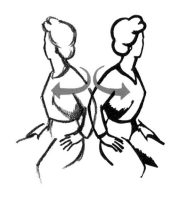

- 观察一下,现在向左或向右转是否变得轻松了,你向左右转动的幅度增大了多少!
- 感受一下柔韧性和灵活性在没有任何拉伸或用力的情况下是否有所增加!

现在,休息一下。

感觉一下你现在坐着是不是很舒服!你的体重现在均匀地分布在你的骨盆坐骨上。你的下背部有轻微的弧度。你可能会感觉并看起来高了一点。这是因为你的肌肉放松,姿势更直立。尽可能保持住现在的坐姿,慢慢你的背部就会变得强壮有力,你就不会有周身疼痛的症状,也会感到更加精力充沛!

现在你已经完成了*"轻松灵活"*这一部分的学习。当你站起来走动的时候,注意你的身体是多么的轻盈和放松,行动是多么的舒适。

尽情享受这种感觉吧!

背

背痛是现代流行问题。据估计,80％的人在平时生活中总会有某一段时间遭受严重的背痛。预计美国每年有 1 900 万人曾因背部问题去咨询医生,全美每年因背部疾病损失近 1 亿个工作日。

脊柱由 24 个单独的椎骨以及 9 个在脊柱的底部融合在一起的骶骨和尾骨组成。不同的椎骨之间是由坚韧的结缔组织组成的垫(盘),它们起到了减震垫的作用。肋骨、骨盆、肌肉和韧带对你的脊椎起到支撑和稳定作用。

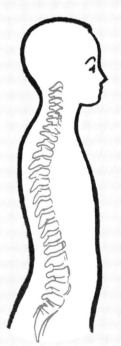

你的脊椎:

(1) 支撑你上半身的重量。

(2) 通过骨盆将上半身的重量分配给腿部。

(3) 让背部变得灵活。

(4) 保护脊髓和神经。

(5) 连接头部、胸部和骨盆。

健康的脊椎结构从侧面看有四个生理弯曲。下背部和颈部的曲线是凹的,而上背部和尾骨的曲线是凸的。脊柱的长 S 形曲线增加了背部的灵活性,并最大限度地提高强度和抗压的能力。

医学专家一致认为，当今我们久坐不动的生活方式和职业要求是引起腰痛的最常见原因。我们中的许多人每天相对要坐8～15个小时。坐姿会让脊椎和椎间盘的压力增加，高达50％，当你长时间坐着时，背部通常会变圆。这会减少脊柱的自然弯曲度，增加背部的机械和肌肉应力，当你的背部变圆，椎间盘会更受压，背部肌肉会过度伸展，你的姿势也自然会受到影响。有关坐姿的解决方案，请参见"动态坐姿艺术"这一部分。

当下背部的曲线被严重削弱很长一段时间后，每一个椎间盘都会受到极大的压力，可能会因此而突出或破裂。椎间盘破裂会引起坐骨神经问题，这是一种最痛苦和最虚弱的背部问题，通常被称为"坐骨神经痛"。

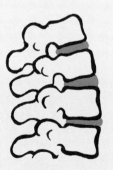 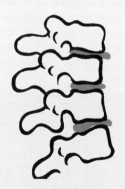

下背部健康脊柱顺位　　　　　　　　　下背部不健康脊柱顺位

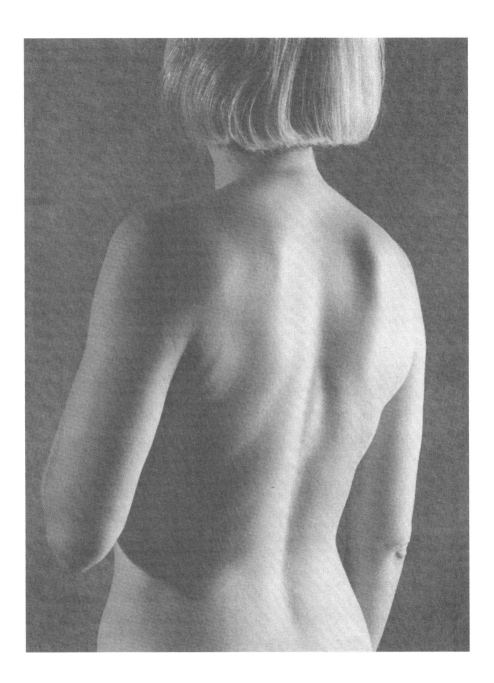

2.

舒适的下背部

　　卡尔(Carl S.)是一位44岁的高中教师,他觉得自己一直处于一种紧张和痛苦的状态。为此卡尔迫不得已请了病假。作为一名忠于职守、志向远大的老师,他觉得快被自己的身体打败了。经过一段时间"放松身心"方法的训练,卡尔终于从痛苦中解脱出来。他很快便恢复了工作,并成功地防止了他已经习以为常的背部紧张和疼痛的复发。

背部需要护理应该是我们每个人都知道的事情。几乎每两个美国人中就有一个人经历过严重的背部问题,每年有超过25万人接受背部手术,如果我们对背部的工作原理和局限性等有了一定了解,那就有助于保护我们的背部,不让它变得紧张和虚弱。刚才所列的数字也可能会降低很多。

大多数背部问题是由不良的姿势和过度的肌肉紧张逐渐发展形成的。实际上我们的背部非常强壮,可能需要很多年的压力和虐待,才会开始感到虚弱或不适。

每个背部问题都具有独特性,但它们有共同的症状:慢性肌肉紧张,限制灵活性,不良的姿势组织和疼痛。背痛会影响你的情绪状态,影响工作能力,还会引发颈部、肩部和胸口的疼痛。

*"舒适的下背部"*这部分练习旨在降低背部肌肉压力,改善腹部和腰部肌肉张力的平衡。当你的下背部放松和舒适,脊椎将更

有效地支撑起整个身体的重量,你也将不再会那么容易受到背部问题的影响。

舒适的下背部

准备一块运动垫或地毯

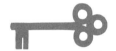

做放松运动时的要点

- 慢慢来。
- 使每个动作小巧而轻松。
- 尽量放松。
- 每次运动后短暂休息。

扫码学习
舒适的下背部

注:本练习由四组动作组成,每组动作都有自己特殊的预备姿势。

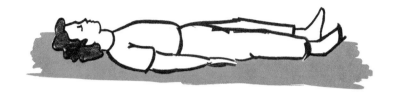

预备姿势

仰卧并伸直双腿。

把你的手臂放在身体两侧。

用1到2分钟时间,感受一下背部是如何贴近地面上的。

- 感受双腿是如何在地板上休息的。感觉一条腿比另一条腿稍长还是更放松?

- 请注意,下背部的哪些部分与地面是接触的,而哪些部分不接触地面。

- 感受脊椎是如何在地面上休息的。请注意观察一下,是否一部分脊椎比其他脊椎与地面的接触感更清楚。

- 感受肩胛骨是如何躺在地面上的。一边的肩胛骨是否比另一边的肩胛骨与地面的接触更紧密?

- 感受手臂是如何在地板上休息的。你的两只手接触地面的方式是一样的,还是有所不同?

- 感受头躺在地面上的样子。感觉一下,它是靠近右肩更多一些还是靠近左肩更多一些,还是正好在中间的位置?

SET 1

预备姿势

双腿屈膝。把你的脚平放在地面上，与肩同宽，脚置于膝盖下方。抬起右脚，把右膝向上半身靠拢。把你的左手（包括拇指）从右膝后面抱住你的右腿，把右手放在头后，注意让右胳膊肘放在地面上。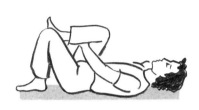

当你做 A、B 和 C 动作时，请谨记以下要点：

- 慢慢来。
- 使每个动作小而轻松，不要碰到你的膝盖。
- 在每次移动之后，返回预备姿势，并让头部和肘部放回到地面。
- 做每一个动作时都要保持平稳呼吸，这样就可以使动作更轻松。
- 当你抬头时，注意右肘是如何向前移动的，前臂是如何靠近脸颊的。
- 用右手支撑头部。
- 放松脖子、手臂、胸部、腹部和双腿。
- 请注意观察弯曲时背部的哪些部分更靠近地面。
- 每次移动时，请注意使胸部变平，背部变圆。
- 尽可能少用力，这样你会进步得很快。

每个动作重复 4 至 8 次
做完后暂停休息

用右手抬起头，慢慢地引导右肘朝向你的右膝，同时，左手则缓慢地引导右膝朝向你的右肘。

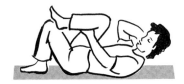

用右手抬起头，慢慢地引导下巴朝向你的右膝，同时，左手则缓慢地引导右膝朝向你的下巴。

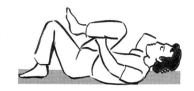

用右手抬起头，慢慢地引导额头朝向你的右膝，同时，左手则缓慢地引导右膝朝向你的前额。

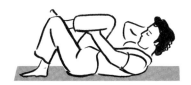

当你完成 A、B 和 C 练习后，请伸直双腿，并放松。请注意，你的背部右侧是否与地面接触更近了，再感觉一下你的整个右侧是否比左侧更加放松。

感受差异！ 然后继续完成以下动作……

SET 2

预备姿势

双腿屈膝。把你的双脚平放在地面上，与肩同宽，双脚置于膝盖下方。抬起你的左脚，使你的左膝朝向你的上半身。把你的右手（包括拇指）从左膝后面抱住你的左腿。

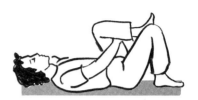

把你的左手放在头后，注意让左胳膊肘放在地面上。

当你做 A、B 和 C 动作时，请谨记以下要点：

- 慢慢来。
- 在每个动作做完后，请返回预备姿势并稍稍休息一下。
- 使每个动作轻盈、小巧、轻松。
- 尽量少用力。
- 让你的头和胳膊肘回到地板上，停下来休息。
- 做每一个动作时都要保持平稳呼吸，这样可以使动作更轻松。
- 抬起头时，注意左肘向前移动，前臂靠近脸颊。
- 用左手支撑头部。
- 放松脖子、手臂、胸部、腹部和腿部。
- 左腿应当放松并且要容易被带动。
- 请注意观察当你弯曲时背部的哪些部分更靠近地面。
- 每次运动时，请注意使胸部变平，背部变圆。

每个动作重复 4 至 8 次
做完后暂停休息

用左手抬起你的头，慢慢地引导左肘朝向你的左膝，同时，右手慢慢地引导左膝朝向你的左肘。

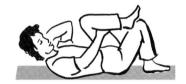

用左手抬起你的头，慢慢地引导下巴朝向你的左膝，同时，右手则缓慢地引导左膝朝向你的下巴。

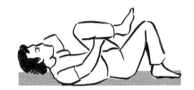

用左手抬起你的头，慢慢地引导额头朝向你的左膝，同时，右手则缓慢地引导左膝朝向你的前额。

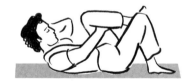

当你完成 A、B 和 C 练习时，请伸直双腿，并放松。请注意观察，你的背部左侧是否与地面更加接近。感觉一下你的整个左侧是否比右侧更加放松。

感受差异！ 然后继续完成以下动作……

SET 3

预备姿势

双腿屈膝。把你的脚平放在地面上，与肩同宽，双脚置于膝盖下方。抬起右脚，使右膝向上半身靠拢。把你的右手（包括拇指）从右腿外侧抱住你的右腿。

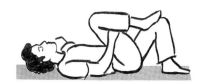

把左手放在头后，注意让左胳膊肘放在地面上。

当你做 A、B 和 C 动作时，请谨记以下要点：

- 请注意，这是一个对角运动。
- 在每个动作做完后，请返回预备姿势并稍稍休息一下。
- 当你抬起头时，注意左前臂是如何靠近脸颊的。
- 慢慢来。
- 使每一个动作都变得舒适和轻盈。
- 做每一个动作时都要保持平稳呼吸，这样可以使动作更轻松。
- 用左手支撑头部。
- 放松脖子、手臂、胸部、腹部和腿部。
- 你的右腿应当放松并且容易被带动。
- 弯曲时，请感觉背部的哪些部分更靠近地面。
- 放松，这样你的胸部就可以变平了。
- 如果你使用最小的肌肉力量，那么肌肉会自然地拉长。

每个动作重复 4 至 8 次
做完后暂停休息

用左手抬起你的头,慢慢地引导左肘朝向你的右膝,同时,右手则缓慢地引导右膝朝向你的左肘。

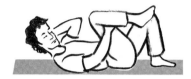

用左手抬起你的头,慢慢地引导下巴朝向你的右膝,同时,右手则缓慢地引导右膝朝向你的下巴。

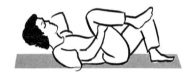

用左手抬起你的头,慢慢地引导额头朝向你的右膝,同时,你的右手则缓慢地引导右膝朝向你的前额。

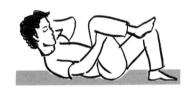

当你完成 A、B 和 C 练习后,请伸直双腿,并放松。请注意观察,你的身体是否更加放松,身体与地面的接触是否更加密切。

感受差异! 然后继续完成以下动作……

SET 4

预备姿势

双腿屈膝。把你的双脚平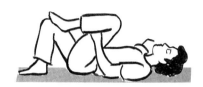
放在地面上,与肩同宽,双脚置
于膝盖下方。抬起左脚,使左膝
朝向你的上半身。把你的左手
(包括拇指)从左腿外侧抱住你的左腿。

把你的右手放在头后,注意让右胳膊肘放在地板上。

当你做 A、B 和 C 动作时,请谨记以下要点:

- 请注意,这是一个对角运动。
- 在每次运动之后,请返回预备姿势并休息一下。
- 当你抬起头时,注意你的右前臂是如何靠近脸颊的。
- 慢慢来。
- 使每一个动作都变得舒适和轻盈。
- 做每个动作时都要保持平稳呼吸。
- 用右手支撑头部。
- 放松脖子、手臂、胸部、腹部和腿部。
- 你的右腿应当放松并且容易被带动。
- 弯曲时,请感觉背部的哪些部分更靠近地面。
- 如果你使用最小的肌肉力量,那么肌肉会自然地拉长。

每个动作重复 4 至 8 次
做完后暂停休息

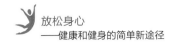

用右手抬起你的头,慢慢地引导右肘朝向你的左膝,同时,左手则缓慢地引导左膝朝向你的右肘。

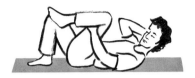

用右手抬起你的头,慢慢地引导下巴朝向你的左膝,同时,左手则缓慢地引导左膝朝向你的下巴。

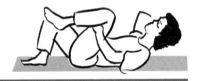

用右手抬起你的头,慢慢地引导额头朝向你的左膝,同时,左手则缓慢地引导左膝朝向你的前额。

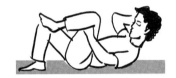

完成动作 A、B 和 C 三个练习后,将自己完全放松。请注意观察,现在你的整个身体是否都放在地面上休息。你的下背部是否多年来可能已经没有这么放松过了!

你已经完成了"*舒适的下背部*"这一部分的练习。当你站起来行走的时候,你会感觉到你的姿势变得更好了。当你行走的时候,感受一下你的髋关节的自由和轻盈。

尽情享受这种感觉吧!

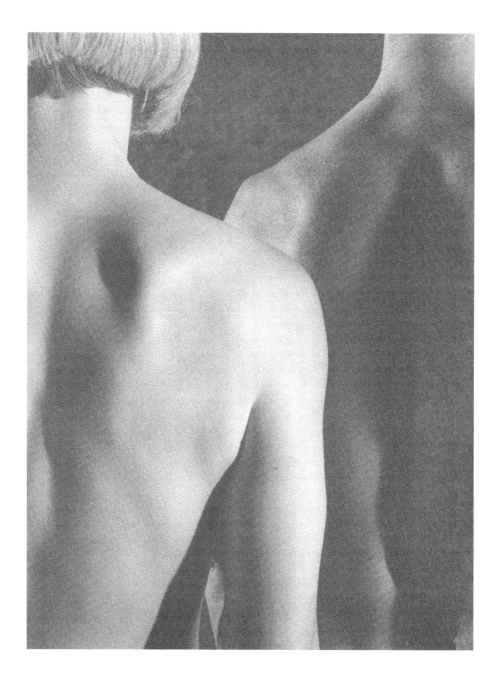

3. 健康的脊柱

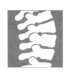

　　吉姆(James N.)是一位39岁的计算机程序员,他已经在椅子上懒洋洋地坐了将近20年,每天时间长达12个小时。虽然他每天会慢跑五英里(1英里≈1.6千米),但仍然觉得自己上背部开始像《巴黎圣母院》中的驼背人那样,脖子和肩膀每天晚上都很痛。无论是做伸展运动,还是吃阿司匹林止痛药都无济于事。在进行放松身心练习一段时间后,吉姆颈部和肩部疼痛消失了,他的姿势也得到了改善。他发现在工作时,只要每天做几分钟的放松运动,便可以很容易地保持一个健康的、无压力的坐姿。

当我们成年时,我们身体的行动自由度便常常受到严重的制约。这在很大程度上是因为我们的日常活动主要是向一个方向弯曲脊柱。

无论是在家还是在工作中,你所做的每一件事几乎都涉及向前弯腰这个动作。脊柱向左、向右、特别是向后移动的能力却较少使用。然而,自由地向四面八方弯曲对你的背部健康和舒适却是至关重要的。

脊柱是由两个凹弓组成的:颈部的颈弓和下背部的腰弓。这些自然弓对于您的脊柱灵活性是必不可少的,更至关重要的是它的承重和减震能力。常见的一种误解是平直的后背和挺直的脖子构成了"良好的姿势"。这些姿势实际上消除了脊柱重要的自然弧度。没有健康的颈部和背部曲线,你的韧带和椎间盘会变得过度紧张,肌肉变得过度劳累,背部更容易疲劳,你将更容易受到压力并受伤。

多年来的向前弯腰,不可避免地会使我们随着年龄增长而付出代价。我们的脊柱曲线常常完全丧失,脊柱变得脆弱。向后弯曲也变得困难而痛苦。这就是为什么我们在晚年时会变得越来越驼背的原因。

要保持脊柱的自然曲线,必须保持背部的灵活性,并能够舒适和轻松地向后弯曲。"健康的脊柱"这一部分将帮助你恢复脊柱的健康和灵活性,增加颈部和背部的活动自由,改善你的姿势,并帮助你更自由、更轻松地向各个方向弯曲。

健康的脊柱

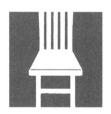

准备一个坚硬或牢固的软垫椅子。

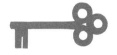

做放松运动时的要点

● 慢慢来。

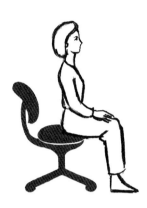

- 使每个动作小而轻松。
- 尽量放松。
- 每次运动过后短暂休息。

预备姿势

坐在椅子或座位的前部，双手放在大腿上。

把脚平放在地面上，与肩同宽，双脚置于膝盖下方。

每个动作重复 4 至 8 次

1

慢慢地，舒舒服服地抬起头和眼睛，仰望天花板。然后回到起始位置（面向正前方）并放松。

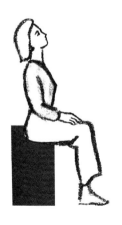

- 不要过度拉伸以免拉伤你的脖子或背部，你的灵活性会自动增加。
- 当你抬起头时，你的后背会微微向上拱起。
- 每个动作都要呼吸。
- 当你抬起头时，注意观察，在你不用力的情况下，你的眼睛能向上看多远。稍后，你可以衡量你的进步。

2

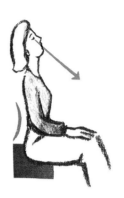

抬起头,稍微向上拱起你的背部,同时眼睛向下看。

- 慢慢来。这样的动作很快就会变得更轻松、更舒适。
- 你的头和脖子的运动是有限的,因为头和眼睛在朝相反的方向移动。
- 放松眼睛、脖子和肩膀。

每次移动后都要回到起始位置

使每个动作既小巧又轻松

3

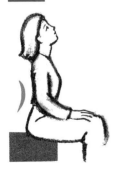

抬起你的头和眼睛,仰望天花板,同时向上拱起后背。

- 你的后背更容易拱起吗?
- 在不用力的情况下,你是否可以看得更高一点?

4

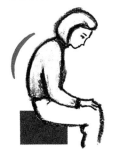

慢慢地低下头,看着地面。然后回到起始位置并放松。

- 使每个动作小巧而轻松。
- 当你往下看的时候,让后背圆起来。
- 做每个动作时都要呼吸。
- 放松脖子、胸部和肩膀。

5

低下头,后背呈弧形,同时眼睛往上看。

- 请注意,你的头部和胸部的移动是有限的,因为头部和眼睛在朝相反的方向移动。

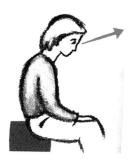

慢慢做，你的肌肉就可以放松了。
使运动变得缓慢、放松和舒适。

6

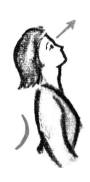

　　再次抬起你的头和眼睛向上看,同时拱起背。

- 请注意,在不用力的情况下,你的眼睛是否可以向上看得更远一点。
- 感觉你背部的中上部开始向上拱得更多一些。

7

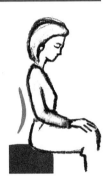

　　低下头,让你的下巴舒舒服服地靠在胸前,然后慢慢拱起背。

- 放松脖子、胃和肩膀。
- 请注意,当你拱起背部时,骨盆会略微向前倾斜。
- 每个动作都要呼吸。

8

　　再一次,抬起你的头,眼睛向上看,同时拱起背。

- 感受你的脊背拱起。
- 注意观察在你不用力的情况下,可以向上看得有多远。

感受差异! 然后继续……
慢慢交替 4 至 8 次

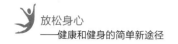

9

慢慢地，抬起头，眼睛往上看，同时拱起背。然后慢慢地低下你的头和眼睛，圆起后背。

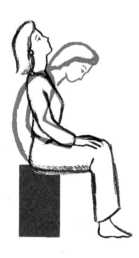

当你向上看时，注意观察：

- 肩胛骨靠得更近。
- 你的胃放松并向前移动。
- 你的骨盆稍微前倾一点。
- 胸部抬起并向前移动。
- 你的身体长高了一点。

当你向下看时，注意观察：

- 胸部变平。
- 你的肩膀和背部都是圆的。
- 你的骨盆向后倾斜一点。
- 你的身体变矮了一点。

如果你想休息就停下来休息一下

不要拉伸或拉伤

10

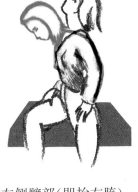

把你的上半身舒适地向右转,保持住这个姿势。然后抬起头和眼睛向上看,同时拱起后背,再低下头和眼睛,同时圆起后背。

- 稍稍向右转。
- 当你的头和眼睛低下来的时候,停下来休息。
- 要使运动更轻松,请在抬起头时稍微抬起左侧髋部(即抬左胯)。
- 尽可能放松脖子、肩膀和腿。

11

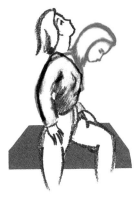

把你的上半身舒适地向左转,保持住这个姿势。然后抬起头和眼睛向上看,同时拱起后背,再低下头和眼睛,同时圆起后背。

- 稍稍向左转。
- 当你向上看的时候,稍微抬起右侧髋部(即抬右胯)。
- 尽可能放松脖子、肩膀和腿。

使每一个动作变得缓慢、放松和轻松。
反复做 4 至 8 次

12

慢慢地向右转，同时拱起你的背，向上看。当你低下头并拱起你的后背的时候，使你的身体经过起始位置，再慢慢地向左转，然后再拱起你的背，向上看。低下头，圆起背部，再次使你的身体经过起始位置。

重复这个动作。

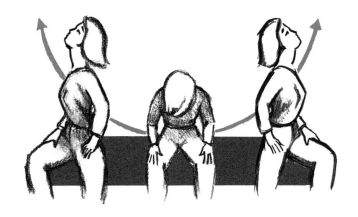

- 这一运动是平稳和连续的。
- 请注意，当你转向右侧并向上看时，左侧臀部会略微向上抬高。当你转向左侧并向上看时，你的右臀部会稍微抬高一点。
- 请注意，当你向上看时，肩胛骨彼此靠近。当你向下看的时候，肩胛骨会离得更远。
- 尽可能多地拱起后背，而不会感到任何紧张。

**放松你的整个身体
让身体自由移动**

13

衡量你的进步：抬起你的头和眼睛向上看，同时拱起后背。

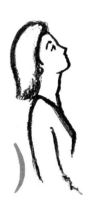

- 当你抬头看的时候，注意没有任何紧张感的时候你是否可以看得更远了！
- 感觉你的整个脊柱是否更容易弯曲了！
- 感受这种差异！

现在，放松一下。

感觉你的体重是如何平衡的，是不是舒舒服服地让骨盆处于一个中立的位置，即"坐在你的坐骨上"。注意你的姿势是不是更加直立了。你的坐姿应该会有所改善，因为你的脊柱自然拱得到了增强和恢复。

你已经完成了"**健康的脊柱**"这部分的练习。当你站起来走路的时候，会感觉到你的姿势、灵活性和移动的方便性有所不同。

尽情享受这种感觉吧！

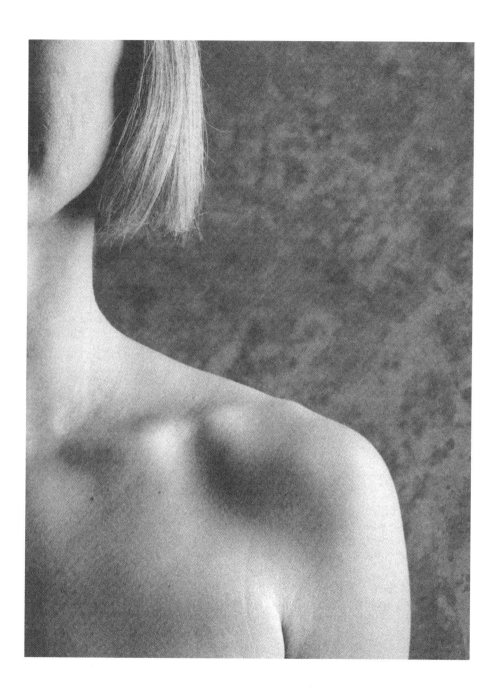

4. 放松的肩膀

　　36岁的芝加哥家庭主妇玛丽（Mary P.），五年多来一直饱受肩膀的紧张、疼痛和右手手指偶尔麻木的痛苦。她的家庭医生让她休息并给她开了肌肉松弛剂。开始很有效，但最终疼痛还是复发了，并且变成了慢性疼痛。通过放松身心方法的练习，玛丽学会了肩膀开始紧张时如何进行放松，仅仅几个月后，她的肩膀就完全不疼痛了。

　　我们的肩部特别容易受到肌肉紧张和不适的影响和攻击。我们的身体对压力最常见的反应之一就是抬起和绷紧我们的肩膀。这种身体反应是众所周知的"战斗或逃跑"（译者注：原指在有威胁的境况下身体的本能生理反应）反射的一部分。不幸的是，我们很容易养成保持肩膀紧绷的习惯。通常情况下，直到肩膀酸痛和僵硬，我们才意识到那里的紧张。

　　当我们花很长时间向前弯腰面对办公桌、桌子、机器时，特别容易会引起肩部疼痛。长时间向前弯曲会使你的上背部、脖子和肩膀变圆并绷紧。肩部不必要的肌肉张力严重地限制了你的颈部、胸部、手臂和背部的灵活性，并对你的姿势产生不利的影响。

　　"放松的肩膀"将帮助你恢复颈部、胸部和背部的灵活性。你将学会如何消除肩膀部位肌肉的紧张，即使这些部位已经紧张很多年也没关系。

放松的肩膀

准备一个坚硬、牢固的软垫椅子或座椅,也可以是一个运动垫或地毯。本部分中运动 1 至 10 将改善你的右肩,运动 11 至 20 将改善你的左肩。

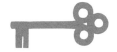

做放松运动时的要点

- 慢慢来。
- 使每个动作小而轻松。
- 尽量放松。
- 每次运动后短暂休息。

**扫码学习
放松的肩膀**

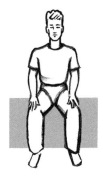

预备姿势

坐:坐在椅子的前部,双手放在大腿上。把你的脚平放在地面上,双脚打开,与肩同宽,置于膝盖下方。

躺:面向左侧躺下,你的左臂在头下,右手臂在右边。把右腿放在左腿上,双膝弯曲垂直于骨盆。如果你不舒服，在头下放一个小枕头。练习这一部分时，你的右臂保持放在右侧。

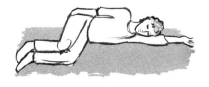

每个动作重复4至8次

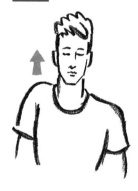

1

慢慢地，将你的右肩抬高一点。然后回到起始位置并放松。

- 不借助手臂肌肉的力量抬高肩膀。你的右臂可以是被动的、放松的。
- 放松脖子、胸部和背部。
- 轻松呼吸。
- 请注意观察，右侧胸部是否变得稍长一点，左侧胸部是否有变短一些。

2

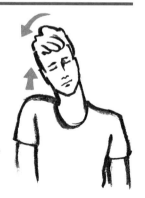

将你的头慢慢向右倾斜一点，同时抬起右肩，右耳和右肩相互靠近。然后回到起始位置放松。

- 不要转头，头部倾斜时始终保持面向前方。
- 每次运动时都要呼气。

每次运动后，完全放松你的肩膀
做每一个动作时都要呼吸

3

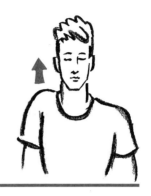

把你的右肩抬高一点。

● 你感觉到进步了吗?

● 你的右肩感觉更放松了吗?

4

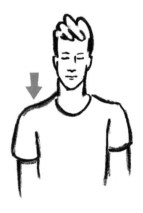

慢慢地,右肩向下移动一点。然后回到起始位置放松。

● 使每个动作都很小巧、很缓慢、很轻松。不要拉伸或拉伤。

● 尽量放松右臂。

● 请注意,当你降低右肩时,右侧的肋骨会彼此靠近。

现在,休息一下。

● 感受你的右肩是否比以前更放松!

● 你的右肩感觉比左肩低吗?

放松你的脖子和肩膀

使每一个动作变得缓慢、放松和舒适

5

　　慢慢地,把你的右肩向后移一点,然后
回到起始位置放松。

- 使每个动作小巧而轻松。
- 请注意,当你向后移动肩膀时,你的肩胛
  骨会稍微靠近你的脊椎。

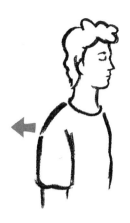

6

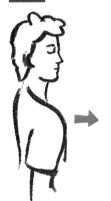

　　慢慢地把你的右肩往前移一点,然后回到
起始位置放松。

- 请注意,当你的右肩向前移动时,你的肩胛骨
  将稍微远离脊椎。
- 不要使用过多的力量,你的灵活性会自动
  增加。

每次移动后暂停休息
每个动作重复 4 至 8 次

7

　　将右肩向前移动一点，同时慢慢地把头转向右边，然后回到起始位置并休息。

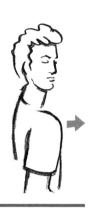

- 转动你的头，不要倾斜。
- 请注意，你的下巴和右肩正向彼此移动。
- 放松脖子和肩膀。
- 如果你侧身躺着，不要抬起头。

8

　　再一次，把右肩往前挪一点，然后回到起始位置放松。

- 感受一下你是否进步了！
- 请注意，你的头和颈部是否正在自发地向左一点。

9

　　用你的右肩做一个放松的循环运动：慢慢地抬起你的右肩，然后轻轻地向后、向下、向前、再向上旋转。

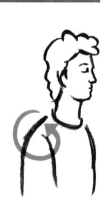

- 每转几圈就休息一下。
- 不要拉伸。你的灵活性会自动增加。
- 使每一次循环运动都变得轻松。
- 要使运动平稳、均匀，请使圆圈变小。

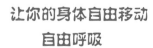

让你的身体自由移动
自由呼吸

10

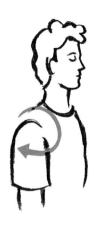

扭转圆周运动的方向：慢慢地抬起你的右肩，然后轻轻地向前、向下、向后，再向上旋转。

- 每做几轮就休息一次。
- 要使每一个运动都平稳、均匀，就必须使圆圈变得更小、更慢。
- 注意肩部旋转，如何使头部、颈部、胸部、背部和骨盆稍稍移动。

感受差异！
每个动作重复 4 至 8 次

现在，休息一下。

- 如果你躺着，就仰面休息。
- 注意感觉你的右肩与左肩是否有所不同！
- 感受脸、脖子、胸部和骨盆的不同。
- 站起来四处走走。感觉一下你的左肩和右肩之间的差别。

尽情享受这些不同吧！

要想改善你的左肩，继续练习动作 11 到 20。

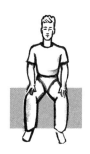

下面的动作可以改善你的左肩。

预备姿势

坐：坐在椅子的前部，把手放在大腿上。把脚平放在地面上，与肩同宽，双脚置于膝盖下方。

躺：右侧躺下，右臂放在头下，左臂放在身体左边。把左腿放在右腿上。双膝弯曲垂直于骨盆。如果觉得不舒服，在头下放一个小枕头。

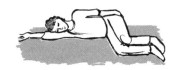

11

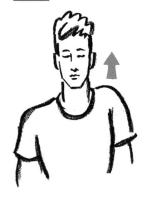

慢慢地，将你的左肩抬高一点，然后回到起始位置并放松。

- 这是一个很小的动作。
- 让每一个动作都轻松。
- 抬起肩而不用手臂肌肉。
- 每次运动时都要呼气。
- 请注意，抬起左肩会使左胸变长，右胸变短。

慢慢做，这样你的肌肉就可以放松了
放松脖子、背部、腹部和腿

12

把头向左倾斜一点，同时抬起你的左肩。让你的左耳和左肩相互靠近，然后回到起始位置放松。

- 不要转头，头部倾斜时始终保持面向前方。
- 每次运动时都要呼气。

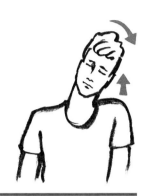

13

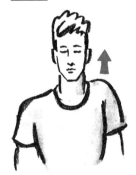

慢慢地，把你的左肩抬高一点，然后回到起始位置放松。

- 你能感觉到好转吗？
- 你的左肩是否已经放松了？

14

慢慢地，把你的左肩向下移动一点。然后回到起始位置放松。

- 使每个动作都很小巧。
- 请注意，当你降低左肩时，左侧的肋骨会彼此靠近。

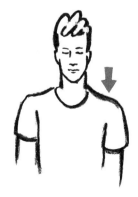

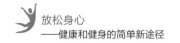

每次移动后暂停休息
每次运动时要保持呼吸平稳

现在,休息一下。

- 感受你的左肩有多放松。
- 你的左肩感觉比之前低了吗?

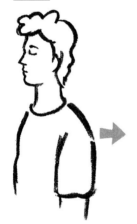

　　慢慢地,把你的左肩向后移动一点。
然后回到起始位置放松。

- 使每个动作小而轻松。
- 不要使用蛮力,你的灵活性会自动增加。
- 尽量放松左肩和左臂。
- 放松胸部和腰部。
- 请注意,当肩部向后移动时,你的肩胛骨
  会更靠近脊椎。

不要拉伸以免拉伤
使每个动作既小巧又轻松

16

慢慢地，把左肩往前移一点，然后回到起始位置放松。

- 在每个动作之间完全放松你的肩膀。
- 请注意，当你的左肩向前移动时，你的肩胛骨将离开脊椎。
- 放松手臂、颈部和胸部。

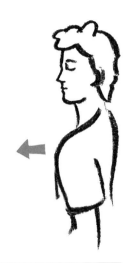

17

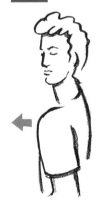

将左肩向前移动一点，同时慢慢地向左转动你的头，然后回到起始位置放松。

- 请注意，你的下巴和左肩正向彼此移动。
- 如果你侧身躺着，不要抬起头。

尽量少用肌肉
每个动作重复 4 至 8 次

18

再一次,把左肩往前挪一点,然后回到起始位置放松。

- 请注意,当你进行此运动时,你的头部、颈部和胸部会稍微向右移动一点。

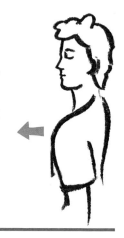

19

用左肩做一个放松的循环运动:慢慢地抬起你的左肩,然后轻轻地向后、向下、向前、再向上旋转。

- 每转几圈就休息一下。
- 要使移动更加平滑,请使圆圈变小。
- 尽量放松手臂。
- 请注意,旋转肩膀会使你的头部、颈部、胸部、背部和骨盆稍稍移动。
- 自由呼吸。

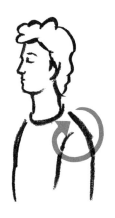

让你的身体自由移动

放松,慢慢做

20

反转循环运动的方向：非常缓慢地将你的左肩抬起一点，然后轻轻地向前、向下、向后、再向上旋转。

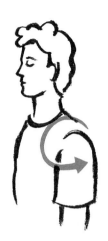

- 让每一个动作都轻松。
- 请注意，当你更改方向时，你的头部、颈部、胸部和骨盆的运动也会改变方向。

现在，休息一下。

如果你躺着，那就仰卧着休息。注意你的整个左侧是否感觉放松了很多。感受你的脸、脖子、胸部和骨盆的不同！

你已经完成了"*放松的肩膀*"。现在站起来四处走走，你的肩膀是否感觉舒服了很多。你觉得自己长高了吗？注意观察你的整个身体是否感觉很放松、很舒服。

尽情享受这种感觉吧！

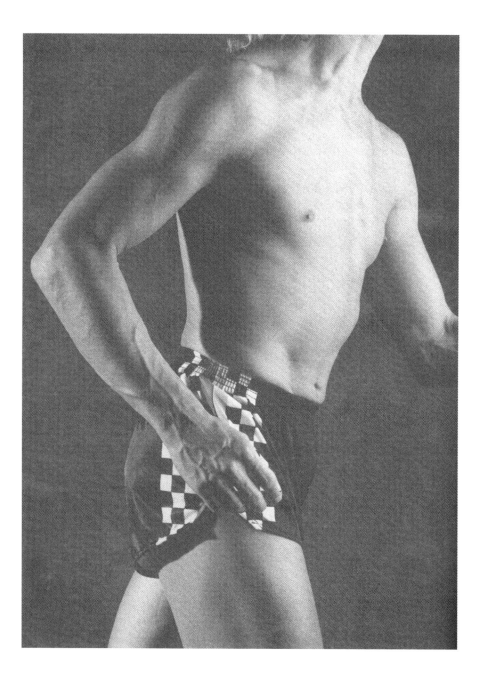

5. 你的能量中心

比尔(Bill A.)是一个富裕的48岁牙医,功成名就的他却无法很好地享受自己成功的喜悦。比尔患有慢性颈痛和腰椎间盘突出症,这两种症状都是因为他经常弯腰治疗患者所致。两年来他尝试用传统方法对背部进行针灸治疗,坚持服用止痛药,并按骨科医生的推荐进行背部手术,最终还是无济于事。他的第二个骨科医生把比尔交给我们,想看看能不能帮助比尔解决问题。经过一段时间放松身心方法的练习,比尔逐渐从疼痛中解脱出来,并学会了如何在工作中弯下腰来,而不会危及他的背部或颈部。

身体中最大、最有力的肌肉就是那些与你骨盆相连的肌肉。没有他们的有效参与,你甚至不能站立、行走、跑步、推、拉、抬或进行任何其他需要体力的基本活动。与骨盆相连的肌肉对支撑你的下背部和保护背部免受劳损至关重要。

由于我们久坐不动的生活方式,这些特殊的肌肉经常会变得紧张而又虚弱,因此,往往无法很好地发挥作用。当这种情况发生时,身体就会像一个汽车引擎,只在它的一半汽缸上运转。更小和更弱的肌肉必须付出比它们实际承受力要大得多的力量作为补偿;臀部关节也会收紧,活动也会受到限制,下背部很容易拉伤,你的肌肉和韧带一直会经历危险的磨损。

"你的能量中心" 这一部分将对你有显著的改善,会增加髋关

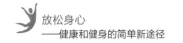
节和下背部的灵活性和力量。这项练习还将调动与骨盆相连的这部分强大的肌肉,以便它们能够有效地工作。正如大自然所希望的那样,你会立即感觉到自己的姿势和活力得到了改善。

你的能量中心

准备一个坚硬或牢固的软垫椅子或座位。

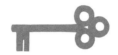

做放松运动时的要点

- 慢慢来。
- 使每个动作小巧而轻松。
- 尽量放松。
- 每次运动后短暂休息。

扫码学习
你的能量中心

预备姿势

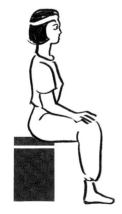

坐在椅子的前部,把手放在大腿上。

把你的脚平放在地板上,双脚打开,与肩同宽,置于膝盖下方。

每个动作重复 4 至 8 次

1

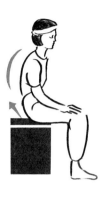

慢慢地将你的骨盆向后倾斜一点,这样你的后背就可以稍微向后弯曲一些。然后回到起始位置并放松。

- 使动作变得非常小巧。慢慢地把骨盆向后倾斜一点。
- 放松脖子、肩膀、胸部、腹部和腿部。
- 请注意,当你将骨盆向后倾斜时,你的重量会从骨盆坐骨转移到尾骨附近的区域。当你回到起始位置时,你的体重将再次向前移动到你的坐骨上。
- 请注意,当骨盆向后倾斜时,你的身体会变短一些。做每个动作时都要呼气。

2

慢慢地将骨盆向前倾斜一点,这样你的后背就会略微拱起,然后回到起始位置并休息。

- 放松胃、背和腿。
- 感觉你的体重向骨盆坐骨的前方移动。
- 当你的骨盆向前倾斜时,你的身体会变得更高、更直立。
- 不要将整个上半身向前倾斜,只需稍微倾斜骨盆即可。
- 做每个动作时都要呼气。

每次移动后暂停休息
做每一个动作时都要呼气

3

　　慢慢地将骨盆向前倾斜一点，这样你的背部会略微拱起，身体就会变得更高。然后慢慢地将骨盆向后倾斜一点，这样你的背部就会稍微变圆，身体就会变得更短一些。

- 慢慢地来回摇动骨盆。当你圆起你的后背时，肩膀会稍稍向前移动。而且，当你向前拱起后背的时候，肩膀会稍稍向后移动。
- 请注意，当你前后倾斜骨盆时，你的头是如何向上和向下移动的。
- 放松胸部，让它可以自由移动。注意当你向前倾斜骨盆时，胸部是如何上升的，当你向后倾斜你的骨盆时，胸部是如何下沉的。
- 请注意，你的整个脊椎都在轻微移动。
- 感觉你的体重在骨盆坐着的骨头上来回移动。
- 尽情放松整个身体。

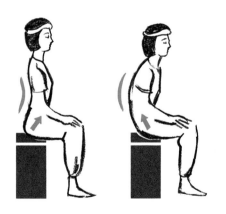

放轻松……你的灵活性会自动增加
使每一个动作变得缓慢、平稳和容易

4

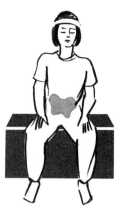

慢慢地将骨盆向左膝倾斜一点,这样体重就会向左臀部的前方移动。然后回到起始位置并休息。

- 双脚平放在地板上。
- 当骨盆向左膝倾斜时,右侧臀部的重量略有上升,背部下部略有拱起。
- 每移动一次,你的头就会向左移动一点,身体就会变得更高一些。
- 注意观察你的左肩是如何向后移动,而右肩又是如何向前移动的。

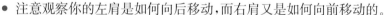

5

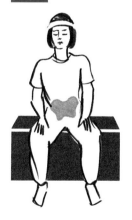

骨盆向右膝倾斜一点,这样你的体重就会向右臀部的前方移动。然后回到起始位置并休息。

- 当骨盆向右膝倾斜时,左侧臀部的重量略有上升,背部下部拱起。
- 当你做这个动作时,你的头稍微向右移动一点,身体就会变得更高一点。
- 将骨盆向右倾斜感觉更容易,还是向左倾斜更容易?
- 注意观察你的右肩是如何向后移动,而左肩又是如何向前移动的。

每个动作重复4至8次
每次移动后回到起始位置

6

慢慢地将骨盆向左膝倾斜,这样体重就会转移到左臀。回到起始位置,然后慢慢地将骨盆向右膝倾斜,这样体重就会转移到你的右臀部。

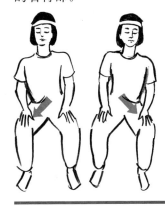

- 当骨盆向左膝倾斜时,右侧的肋骨会更靠近,你会稍微变高一点。
- 当骨盆向右膝倾斜时,左侧肋骨靠近,你会稍微变高一点。
- 注意你的骨盆是如何移动的,你的头也是如何移动的。
- 努力使双方的运动同样顺利和容易。

关于移动 7 至 14 :

想象一下,你坐在椅子座位上一个小的、扁平的、圆的时钟刻度盘上。

当你的骨盆向后倾斜时,你正向 6 点钟方向倾斜。

当你的骨盆向前倾斜时,你正向 12 点钟方向倾斜。

当你的骨盆向左倾斜时,你正向 9 点钟方向倾斜。

当你的骨盆向右倾斜时,你正向 3 点钟方向倾斜。

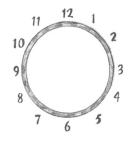

使用尽可能少的力量
自由呼吸

7

把你的骨盆向后倾斜到 6 点钟,这样你的下背部就会变圆。然后慢慢地将骨盆向右旋转到 3 点钟方向,这样你的后背会稍微弯曲一点。然后慢慢返回,沿着弧线移动,直到你再次到达 6 点钟,你的下背部是圆形的。在 6 点钟到 3 点钟之间慢慢地来回移动骨盆。在 3 点钟和 6 点钟时,停下来休息一会儿。

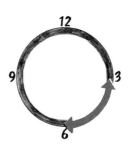

- 请注意,在 3 点钟位置,你的体重完全位于右臀部。
- 尽可能地放松整个身体。

8

骨盆向前倾斜到 12 点钟,这样你的下背部拱起并且腹部向前移动。然后慢慢地将骨盆向右旋转一小段弧线,直到 3 点钟方向,这样你的后背就会稍微弯曲一点。然后返回,慢慢地沿着弧线,直到

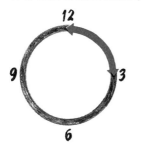

你到达 12 点钟,你的下背部是拱形的。在 12 点钟到 3 点钟之间缓慢地前后移动骨盆。在 3 点钟和 12 点钟时,停下来休息一会儿。

- 请注意,在 3 点钟位置,你的下背部弓会缩小。
- 放松背部和腹部肌肉,让头部和颈部自由移动。

慢慢走,这样肌肉就可以放松了
使每个动作变得缓慢、轻松和舒适

9

　　非常缓慢地在 12 点钟到 6 点钟之间沿着时钟的右侧旋转你的骨盆。从 12 点钟开始,你的后背是拱形的。慢慢地将骨盆向右滚动,穿过 1、2、3、4 和 5 点钟,直到 6 点钟,在那里你的下背部是圆形的。然后返回,沿着弧线缓慢移动,直到你再次到达 12 点钟。在 12 点钟到 6 点钟之间慢慢地来回移动骨盆。在 12 点钟和 6 点钟时,停下来休息一下。

- 这是一场连续不断的运动。
- 尽量放松,使弧度更平滑、更容易。
- 感受你的体重在每一小时的弧线上滚动。
- 注意当你到达 12 点钟时身体变得更高,
  当你到达 6 点钟时身体变得更短。
- 在骨盆运动后感觉头部、胸部和背部。

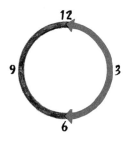

现在,休息一会儿。
- 请注意,你的右侧比左侧更轻松!
- 请注意,你坐在右侧骨盆坐骨上的重量更大。

感受差异!

自由呼吸

10

　　把你的骨盆向后倾斜到 6 点钟,这样你的下背部是圆的。然后慢慢地将骨盆向左旋转一个小弧度-到 9 点钟-这样你的后背就会稍微弯曲一点。然后返回……沿着弧线向后移动,直到你到达 6 点钟,你的下背部是圆的。在 6 点钟到 9 点钟之间慢慢地来回移动你的骨盆。在 6 点钟和 9 点钟时,停下来休息一会儿。

- 请注意,在 9 点钟位置,你的体重完全位于左侧臀部。
- 尽可能放松你的整个身体。
- 请注意,当你向 9 点钟移动时,你的胃向前移动,你的身体变得更高。

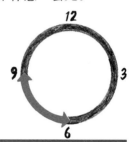

11

　　骨盆向前倾斜到 12 点钟,这样你的下背部拱起并且腹部向前移动。然后慢慢地将骨盆向左旋转一个小弧度到 9 点钟,这样你的后背会稍微弯曲一点。然后返回,沿着弧线向后移动,直到你再次到达 12 点钟,你的下背部是拱形的。在 12 点钟到 9 点钟之间缓慢地前后移动骨盆。在 9 点钟和 12 点钟时,暂停休息。

- 请注意,在 9 点钟位置,你的下背部弓已缩小。
- 放松背部和腹部肌肉。

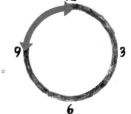

在每一个动作之间短暂地休息
想休息就随时休息

12

从 12 点钟到 6 点钟,沿着时钟的左侧,非常缓慢地旋转你的骨盆。从 12 点钟开始,背部拱起,慢慢地向左旋转骨盆,穿过 11、10、9、8 和 7 点钟,移动到 6 点钟,你的下背部是圆形的。然后返回,沿着弧线往回移动,直到再次到达 12 点钟。在 12 点钟到 6 点钟之间慢慢地来回移动骨盆。在 12 点钟和 6 点钟时,停下来休息一会儿。

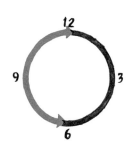

- 这是一场连续不断的运动。
- 通过放松使运动更平滑。
- 感受你的体重在每一小时的弧线上滚动。
- 注意当你到达 12 点钟时身体变得更高,当你到达 6 点钟时身体变得更短。
- 在骨盆运动后感觉头部、胸部和背部。
- 放松颈部、背部、腹部和腿部。

13

慢慢地将骨盆向前倾斜到 12 点钟方向。然后绕着钟表盘顺时针方向慢慢地旋转你的骨盆。缓慢地通过每一个小时,做一个连续的循环运动。

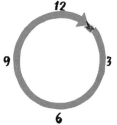

- 慢慢来。
- 要使移动变得更容易,请使圆圈变小。
- 注意你的头部和胸部是如何进行循环运动的。

让你的身体自由移动
享受进步!

14

将骨盆前倾到 12 点钟方向,然后绕着时钟表盘逆时针方向慢慢旋转你的骨盆。缓慢地通过每一个小时,做一个连续的循环运动。

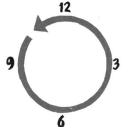

- 放松全身。
- 请注意,你的头部和胸部正在进行逆时针循环运动。
- 逆时针方向的圆形运动与顺时针方向的圆形运动感觉是否有所不同?

现在,休息一下。

注意你坐直所需的肌肉力量有多小。感觉骨盆向右、向左、向前和向后移动是多么容易。感觉你的体重是如何均匀地平衡在你的坐骨上。

你已经完成了**"你的能量中心"**。当你站起来行走时,注意感受你的臀部、背部和腿部有了新的灵活性。注意感觉自己有多么放松,变得更高。

高级版本

"*你的能量中心*"也可以坐在地板上,脚底并拢,双手放在你身后的地板上,手指远离你的身体。只要你愿意,就躺在你的背上。在你没有做两次椅上练习之前,不要尝试高级版的"*你的能量中心*"。

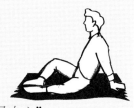

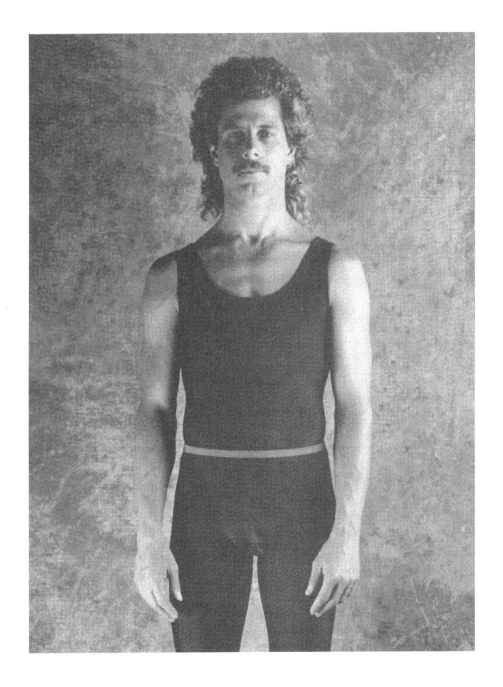

6. 调整你的身体

48 岁的纽约市居民弗吉尼亚（Virginia C.）对自己身体的变化感到担忧。她注意到她的姿势变坏了；她的关节经常疼痛，她过去享受的灵活性和行动自由也消失了。她的医生告诉她，这些问题是变老不可避免的。然而，通过使用放松运动，弗吉尼亚得以恢复她的姿势，恢复了几乎所有的灵活性，并重新获得了一种年轻活力的感觉。

"调整你的身体"可以改善你的脊柱最重要的动作之———侧弯。每天你的脊椎向左和向右弯曲数千次。即使你坐在椅子上，你的身体相对不活动，当你改变姿势、伸手拿笔、使用电话等时，你的脊椎也会做出无数的轻微弯曲运动。

侧弯是一种令人惊讶的复杂运动。例如，每当你向右弯曲时，身体右侧会变得更短，身体左侧会变得稍长一些，你的身体必须努力保持平衡。

你的脊柱侧弯的能力可能会变得有限，甚至你甚至没有意识到这一点。当这种情况发生时，身体的肌肉和骨骼排列会受到影响。你的颈部、胸部和背部一侧的肌肉会变得长期紧张，经常是痛苦的僵硬。随着时间的推移，不对称可能成为一种姿势习惯，这使你特别容易受到肌肉和关节不适、颈部和下腰痛的影响。在对称不良的情况下，即使是简单的运动也会涉及比实际需要更多的肌肉消耗和压力。

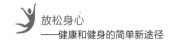
"调整你的身体"将提高你的对称性、灵活性和移动的方便性。当你的身体正确对齐时,脖子和后背就会立即放松,更加舒适,你将享有更大的行动自由。

调整你的身体

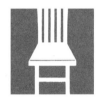

准备一个坚硬或牢固的软垫椅子。

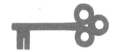

做放松运动时的要点

- 慢慢来。
- 使每个动作小巧而轻松。
- 尽量放松。
- 每次运动后短暂休息。

扫码学习
调整你的身体

预备姿势

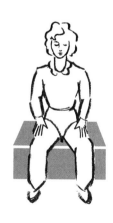

坐在椅子或座位的前缘上,双手放在大腿上。

把你的脚平放在地板上,双脚打开,与肩同宽,直接放在膝盖下面。

每个动作重复 4 至 8 次

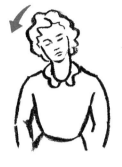

慢慢地把头向右肩倾斜一点，然后回到起始位置放松。

- 将头向右倾斜，而不是向右转头。当你倾斜头部的时候，保持脸部面向前方。
- 使每个动作都很小、很容易。
- 放松脖子、肩膀和胸部。
- 不要拉伸以免拉伤，你的灵活性将会自然提高。
- 请注意观察，当你的头向右倾斜时，右侧的肋骨是如何靠近的。
- 每个动作都要呼气。

稍微抬起你的右臀部的重量。只要把你的重量转移到左臀部，就可以轻松地举起右臀部的重量，然后回到起始位置并休息。

- 这是一个很小的动作，你的右臀部不需要从座位上抬起来。
- 使每一个动作都慢而小。
- 请注意，当你抬起右臀部时，右脚轻轻地按在地板上。
- 放松右腿、肩膀和胃。
- 请注意，当你抬起右侧臀部时，右侧肋骨靠近，头部稍微向右倾斜。

每次移动后暂停休息

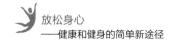
每次运动后休息

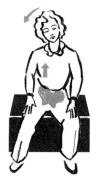

　　将头向右肩倾斜,同时略微抬起右臀部的重量,然后回到起始位置并放松。

- 使每一个动作都顺畅、连续。
- 请注意,你的右耳和右髋会彼此移动,而左耳和左髋会移动得更远。
- 你的脊椎像字母 C 一样弯曲。

　　再一次,把你的头向右肩倾斜几次。在每次移动后都回到起始位置。

　　注意你的脖子和胸部的右侧已经变得更加灵活和放松了。

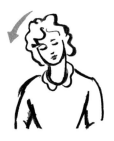

　　现在,休息一下。

- 你右侧的脖子和背部是否比左侧感觉更长、更放松?
- 你的体重是不是更多地集中在右臀部和坐骨上?

每个动作重复 4 至 8 次

慢慢来，你的灵活性会增加

5

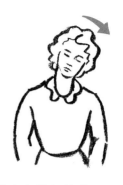

慢慢地把头向左肩倾斜，然后回到起始位置并休息。

- 不要转头。只是倾斜你的头，同时面向前方。
- 使这一动作轻盈舒适，不要拉伸或拉伤。
- 请注意，当你将头向左倾斜时，左侧的肋骨将向彼此靠近。
- 当你倾斜你的头时，是否感觉到你的体重开始向右臀部转移？
- 每个动作都要呼气。

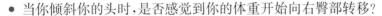

6

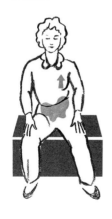

慢慢地轻轻抬起你左臀的重量。只需把你的重量转移到右臀部，这样就可以轻松地举起左臀部重量的一点点，然后回到起始位置放松。

- 这是一个简单的小动作。你的左臀不需要从座位上抬起来。
- 尽量少用肌肉。
- 请注意，当你抬起左臀时，左脚轻轻地压在地板上，头部和胸部稍微向左弯曲。
- 感觉你的体重从左臀部转移到右臀部。

放松脖子、背部、腹部和腿
每次运动时呼气

7

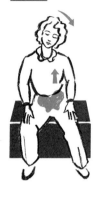

　　头向左肩倾斜,同时略微抬起左臀的重量,然后回到起始位置放松。

- 尽量少用力气,这样脊椎和胸部就可以自由移动了。
- 放松脖子、手臂、肩膀、胸部、腰部和腿部。
- 请注意,你的左耳和左髋正向彼此移动,而右耳和右髋正向更远的距离移动。
- 你的脊椎像字母 C 一样弯曲。

8

　　再一次,把头向左肩倾斜,然后回到起始位置。

- 请注意你的灵活性是如何得到提高的。

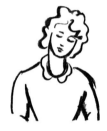

　　现在,休息一下。

- 感觉你的左颈和下背部变得更加放松。
- 请注意,你的重量更均匀地分布在两个骨盆坐骨。当体重均匀分布时,长时间坐着的肌肉压力就会大大降低。

使用尽可能少的力量

慢慢地，这样你的肌肉就可以放松了

9

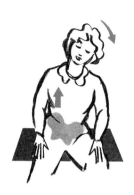

　　头部向左肩倾斜,同时略微抬起右臀部的重量,然后回到起始位置并休息。

- 慢慢来。
- 自由呼吸。
- 你的脊椎形成了一个字母 S 的形状。

10

　　只要把头部向右肩倾斜,然后回到起始位置。

- 感觉全身向右弯曲。
- 感受一下你的右臀部是如何抬起的。
- 你的灵活性是否有了更大的提高?

11

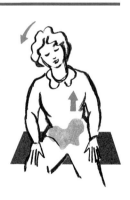

　　头部向右肩倾斜,同时略微抬起左侧臀部的重量,然后回到起始位置并休息。

- 自由呼吸。
- 你的脊椎形成了一个字母 S 的形状。

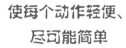

使每个动作轻便、
尽可能简单

12

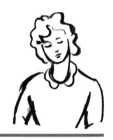

只要把头向左倾斜就行了。

- 感受你的脖子、胸部和背部是多么容易弯曲！
- 感受进步！

13

右耳向右肩倾斜，同时略微抬起右臀部，然后返回。但是不要停下来，把左耳倾斜到左肩，同时抬起左臀。

- 交替 4 至 8 次。
- 使每一个动作都顺畅、连续。
- 慢慢来，这样每一个动作都可以更轻松。
- 你的身体更容易向左还是向右弯曲？
- 放松你的脖子、肩膀、胸部和腰部，这样两边都可以更自由地弯曲。
- 注意你的体重是如何从一边转移到另一边的。

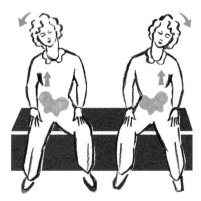

每做几个动作就暂停休息
使每个动作缓慢而舒适

14

保持头和眼睛面向前方,并继续交替地抬起右臀部和左臀部。

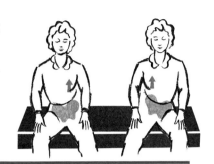

- 从一边到另一边摇晃你的骨盆,而不是倾斜脖子和头。
- 放松腿、胃和肩膀。
- 感觉下脊椎的弯曲。

15

衡量你的进步:把头向右和向左倾斜几次。

- 感受一下你的灵活性是如何提高的!
- 感受差异!

现在,休息一下。

注意,你的体重现在均匀、平衡地分布在左右骨盆坐骨之间,坐姿也有所改善。这将保护你的脖子和背部免受压力和压迫。

你已经完成了"*调整你的身体*"。当你站起来行走的时候,注意姿势和舒适度与以往的不同!

尽情享受这种进步吧!

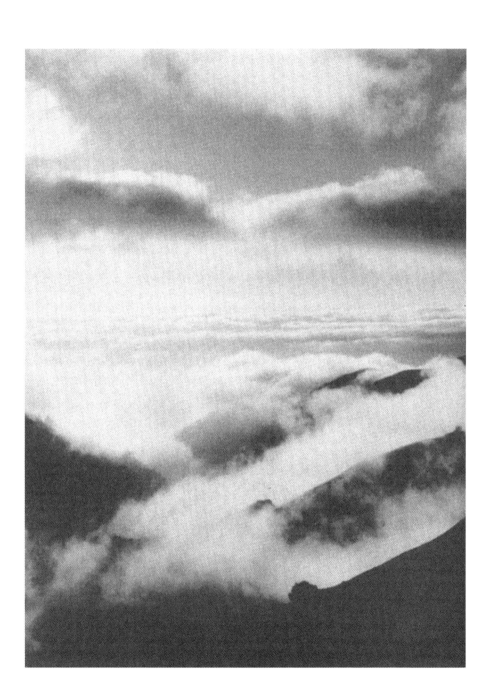

7. 充分呼吸

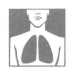

约翰(John D.)是一位 68 岁的退休机械师,40 多年来一直住在洛杉矶。约翰第一次来看我们时,气喘吁吁,烟雾弥漫的日子里他不能出门,也不能进行任何积极的运动。经过四周的放松运动后,约翰的呼吸能力增加了近 50%,他一天能走一英里路,感觉很舒服。

没有呼吸,活着是不可能的。我们生命中的每一刻都在呼吸,每天吸入和呼出超过两万次,但我们几乎没有停下来想过我们的呼吸。我们的呼吸是由大脑调节的,并自动适应我们活动和情绪的每一个变化。无论我们是恐惧还是自信、放松还是兴奋、快乐还是愤怒,我们的呼吸都会相应地改变,变得更快或更慢、更深或更浅。

我们生活在一个快节奏的现代世界,在这个世界里,紧张和压力是难以避免的。我们对压力的第一反应就是屏住呼吸,收紧胸膛。呼吸困难很容易成为一种习惯。事实上,你的呼吸可能会变得非常有限,以至于在你意识到这一点之前,你只使用了自然肺活量的 50%。随着时间的推移,呼吸受限的习惯会耗尽你的活力,并对健康、姿势和灵活性产生不利影响。

人类有两种基本的呼吸方式。其一,当你吸气时,腹部会膨胀,这就是所谓的"膈式呼吸"。其二,腹部被拉入,胸部在吸入时膨胀,这就是所谓的"反常呼吸"。这些都是自然和正常的呼吸方式,并根据你的活动而变化。

"充分呼吸"将告诉你如何快速增加肺活量,达到平衡、无压力的呼吸。

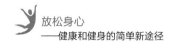
充分呼吸

　　将准备一个硬的、坚固的软垫或椅子。对于动作 1 到 6，你也可以使用运动垫或地毯。

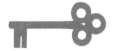

做放松运动时的要点

- 慢慢来。
- 使每个动作小而轻松。
- 尽量放松。
- 每次运动后短暂休息。

扫码学习
充分呼吸

　　注意：**动作 1 到 6 既可以坐在椅子上，也可以躺着做。动作 7 到13 必须在坐在椅子上进行。**

预备姿势

　　坐在椅子或座位的前部，把手放在大腿上。平躺在地板上，肩宽分开，直接放在膝盖下面。

　　仰卧在有垫子的垫子或地毯上，双臂舒舒服服地靠在两旁。弯曲膝盖，把脚放在地板上，双脚打开与肩同宽，直接放在膝盖下面。

每个动作重复 4 至 8 次

1

当你吸气时,下腹部慢慢地向内收,然后正常呼气。下腹是指肚脐和耻骨之间的区域。

- 不要比平时呼吸得更深。
- 当你吸气时,感觉到你的胸部在膨胀。
- 当空气通过你的鼻子并填满你的胸部时,跟随它的运动。
- 放松脸、下巴、脖子、肩膀和腿。

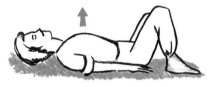

2

正常吸气,但是当呼气时,慢慢地把空气往下推,这样你的下腹就会膨胀,逐渐增大,变得圆润。

- 把手放在下腹处,感觉它在扩张。
- 请注意,当你呼气时,胸部会变得更小、更平。
- 当你呼气并扩张下腹部时,腹部的一侧是否比另一侧扩张得更多?

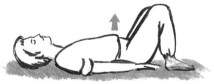

在每次运动之间正常休息和呼吸
缓慢交替

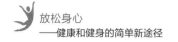
3

当吸气时,下腹部慢慢地向内收,扩大胸部。呼气时,慢慢地扩张下腹,让胸部变平。

- 使每个动作尽可能平稳。
- 慢慢走,这样就可以放松你的肩膀、胃和腿了。
- 当你吸气和呼气时,感受胸部和腹部的拉锯运动。
- 注意胸部如何向各个方向扩展: 向前、向后、向左和向右。

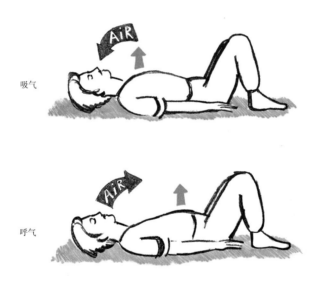

吸气

呼气

慢慢来……

尽量少用肌肉

4

吸气时,下腹部慢慢地向内收,并试着将空气移到胸部右侧。

呼气时,将空气向下推入下腹部左侧。

注: 这是一个对角线的锯状运动。

- 吸气时,注意胸部右侧。
- 呼气时,注意下腹部的左侧。
- 将手放在下腹上,这样你就能感觉到
  左侧比右侧扩张得更多。

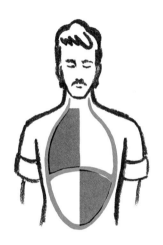

现在,休息一下。

- 感受胸部左右两侧的差异。
- 感受下腹部左右两侧的差异。

每次移动后暂停休息
使每一个动作变得缓慢和容易

5

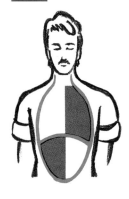

吸气时,慢慢地将下腹部向内收,并且吸气到左胸。呼气时,将空气向下推入下腹部右侧。

- 感受从左肩到右髋部的轻微对角运动。
- 尽可能放松你的整个身体。
- 把手放在下腹上,感觉到它在扩张。
- 吸气时,注意胸部左侧。
- 呼气时,注意下腹部的右侧。

6

吸气时,慢慢地将下腹部向内收,让胸部扩张;呼气时,慢慢地扩大整个下腹,让胸部变平。

- 注意胸部和腹部更容易扩张。
- 请注意,当你呼气时,头会稍微低一点;而当你吸气时,头会稍微抬起来。

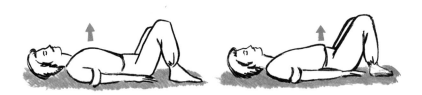

放松你的整个身体

每个动作重复 4 至 8 次

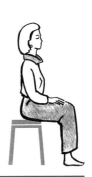

注意：最后一系列动作必须坐着完成。坐在坚硬或有垫子的椅子的前部。把手放在大腿上，双脚平放在地板上，肩宽分开，直接放在膝盖下面。

7

将头垂下来，让下巴靠在胸前。然后，当吸气的时候，慢慢地把下腹向内收，然后扩张胸部。呼气时，慢慢地扩张下腹，让胸部变平。

● 请注意，当你呼气时，整个身体会下沉一点；而当你吸气时，整个身体会上升一点。

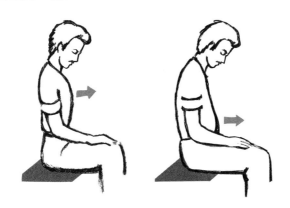

放松脖子和肩膀
在每一个动作之间正常呼吸

8

　　吸气时,慢慢地将下腹部向内收,同时抬起头往上看;呼气时,慢慢地扩张下腹,低下头往下看。

- 当你的头上下移动时,胸部上下起伏。
- 感觉你的脊椎在移动。当你吸气时,背部拱起;而当你呼气时,背部变圆。

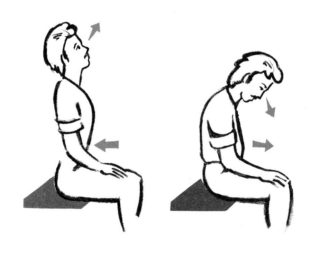

不要拉伸以免拉伤
使每个动作更轻松、更舒适

9

下一步,温柔地拥抱自己。把左臂交叉在胸前,把左手放在或者靠近右边的肋骨。把右臂交叉在左臂上,把右手放在左肘下面,靠近左边的下肋骨。不要拉伸!

吸气时,同时向内收缩下腹部,扩张胸部,抬起头,弓起背部;呼气时,同时扩大下腹,让胸部变平,低下头向下看,然后圆起你的后背。

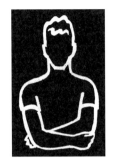

- 放松脸部、肩膀、胸部、腹部和腿。
- 注意拥抱自己时双手如何限制胸部的运动。
- 感受下背部和骨盆的轻微晃动。

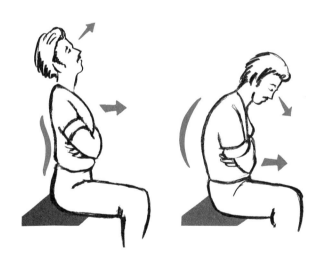

慢慢来……
放松整个身体

10

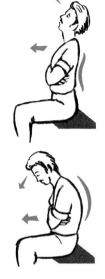

倒转手臂的姿势：拥抱自己，左臂交叉于右臂。

吸气时，同时向内收缩下腹部，扩张胸部，抬起头，弓起背部；呼气时，同时扩大下腹，让胸部变平，低下头向下看，然后绕着你的后背。

- 感觉胸部随着头的移动而上升和下降。
- 你的背部拱得越多，胸部就越挺起。

现在，休息一下。

- 感觉胸部更容易向四面八方扩张！
- 你的坐姿得到了改善，更加直立！
- 注意你的呼吸是多么放松！

11

吸气时，慢慢地向内收缩下腹部，抬头往上看；呼气时，慢慢地扩张你的下腹，低头往下看。

- 感受你的胸部是多么容易扩张！
- 更轻松地感受背部是多么的拱形和圆润！
- 感受进步！

感受差异！
让你的身体自由移动

12

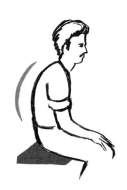

　　坐在椅子后部,让你的后背变圆或身体呈"萎靡不振"状态。

- 请注意,你的胸部变得扁平,呼吸变得受限。
- 请注意,你的颈部和背部肌肉紧张,颈部的灵活性有限。

13

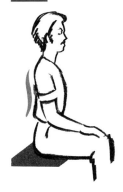

　　现在坐在椅子的前缘,你的背下部微微拱起,你的体重由骨盆下方的坐骨结节支撑着。

- 请注意,你的脖子和肩膀是放松的,可以自由移动,胃部肌肉也是放松的。
- 注意胸部很容易扩张。
- 感受呼吸的不同!

　　你已经完成了"*充分呼吸*"。当你站起来走去的时候,感觉到整个身体是多么放松,并且感觉到你的姿势得到了改善!

　　享受你的进步吧!

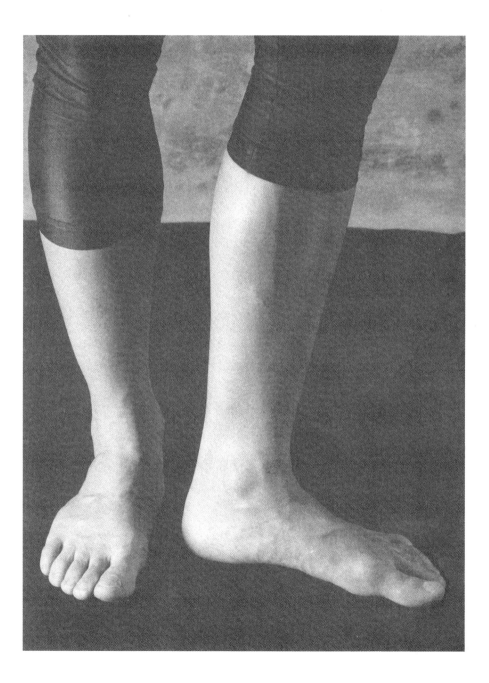

8. 灵活的脚

　　52 岁的兰斯顿(Langston J.)当邮递员已经超过 15 年了。尽管他经常运动,但他的脚、腿和背部每天都在疼痛,他已经开始驼背,他的身体明显地向右倾斜。我们教了兰斯顿基本的放松程序,在几个星期后,他的姿势重新变得直立和对称,肌肉不适也得到了很大的缓解。

　　如果我们的身体被设计成静止不动,我们可能就不会有脚了。我们将更可能有一个广泛的、坚实的、基础的支持,就像一个雕像的基础。但是我们的身体是为运动而设计的,没有一个坚实的支撑基础,我们有脚。正是我们双脚的狭窄和灵活使运动变得如此容易。我们的脚由 26 块可移动的小骨头组成,有效地支撑着我们整个身体的重量。

　　几千年前,我们的祖先比我们今天走得更多,他们在更多种类的表面上行走:流沙、岩石斜坡、太阳烤的地面,等等。他们的脚必须强壮和灵活,才能适应不同的表面。但今天,我们大多数人在生活中,用脚的方式非常有限。当我们行走时,我们脚下的表面几乎总是平坦、坚硬和不屈的。我们选择与衣服相匹配的鞋子,而不是能为我们提供最大的稳定性和灵活性的鞋子。慢慢地,但可以肯定的是,我们的脚失去了一些天生的灵活性。它们变得僵硬,不能有效地支撑我们身体的重量,这不可避免地会对我们的姿态产生不利影响。

　　"灵活的脚"将有助于恢复脚的自然灵活性。你的姿势会变得

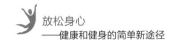

更好,稳定性也会变得更好,这样你所做的每一个动作都会变得更自由、更容易。

灵活的脚

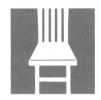

准备一个坚硬、牢固的软垫椅子或座位。

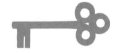

做放松运动时的要点

- 慢慢来。
- 使每个动作小而轻松。
- 尽量放松。
- 每次运动后短暂休息。

扫码学习
灵活的脚

预备姿势

你可以穿着鞋做这个练习,但是为了达到最好的效果,建议你在开始之前把鞋脱了。坐在椅子或座位的前部,双手放在大腿上。把脚平放在地板上,双脚分开与肩同宽,放在膝盖下面。

每个动作重复 4 至 8 次

1

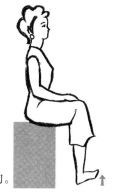

　　慢慢地稍微抬起右脚的前部（脚趾和前脚掌），然后回到起始位置并休息。

- 把脚后跟放在地板上。
- 不要拉伸,稍微抬起右脚的前部。
- 尽量放松右脚和右腿。
- 当你抬起脚的前部时,感受右膝和髋部的轻微运动。
- 自由呼吸。

2

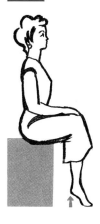

　　慢慢地抬起你的右脚后跟,然后回到起始位置并休息。

- 将脚的前部放在地板上。
- 尽量少用肌肉。
- 使每个动作小而轻松。
- 当你抬起脚后跟时,注意压力是更多地移向你的大脚趾还是你的小脚趾。尽量均匀地分配重量。
- 请注意脚踝的运动如何影响你的膝盖、腿和下背部。

每次移动后暂停休息
每个动作重复 4 至 8 次

3

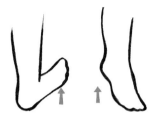

交替：稍微抬起右脚的前部→回到起始位置，放松→稍微抬起你的脚后跟→回到起始位置放松。

- 慢慢来，使每个动作顺畅和放松。
- 放松背部和胸部。
- 感受右膝盖和右臀部的轻微运动。
- 当你抬起脚跟时，骨盆可能会稍微向前倾斜，而当你抬起脚的前半部分时，骨盆可能会稍微向后倾斜。

现在，休息一下。

- 感受你的右脚如何更紧密地接触地板休息。
- 你的右脚是否比左脚更放松？

4

慢慢地轻轻抬起左脚的前部，然后回到起始位置并休息。

- 把脚后跟放在地板上。
- 尽量放松左脚和左腿。
- 感受左膝和髋关节的轻微运动。

**不要拉伸或拉伤
使每个动作轻松**

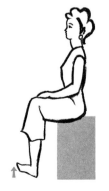

5

慢慢地抬起左脚跟,然后回到起始位置并休息。

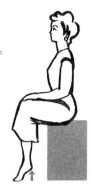

- 将脚的前部放在地板上。
- 放松左腿。
- 不要扭伤脚或脚踝。
- 注意更多的压力是向小脚趾移动还是向大脚趾移动,尽量均匀地分配重量。
- 感受脚踝的运动如何影响你的膝盖、腿和下背部。

6

首先稍微抬起左前脚掌,回到起始位置休息。然后,再稍微抬

起你的左脚后跟,回到起始位置并休息。

- 慢慢来。
- 使运动平稳、连续。
- 放松背部和胸部。
- 感受左膝和左臀部的轻微运动。

- 当你抬起脚后跟时,你的骨盆会略微向前倾斜。当你抬起前脚掌时,你的骨盆略微向后倾斜。

现在,休息一下。
- 你的左脚是否与地板接触更紧密?
- 你的左脚感觉更放松了吗?

感受差异! 然后继续……
使每个动作既小巧又容易

7

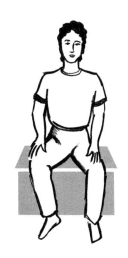

慢慢地稍微抬起右脚的内侧边缘,然后回到起始位置并休息。

- 放松脚趾、脚踝和腿部。
- 为了方便起见,稍微抬起左臀的重量,同时抬起右脚的内侧边缘。当你轻轻地抬起左臀的重量时,体重将向右臀移动。
- 感受你的脚滚动到外侧边缘时的重量。

8

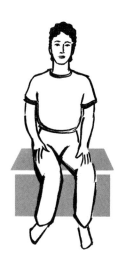

慢慢地稍微抬起右脚的外侧,然后回到起始位置并休息。

- 放松左脚和左腿。
- 感受你的脚的重量滚动到内侧边缘。
- 请注意你的右膝盖是如何稍微向左移动的。
- 要使移动更轻松,请稍微抬起右臀部的重量,同时抬起右脚的外侧边缘。当你轻轻地抬起右臀的重量时,你的体重就会向左臀部移动。

每次运动后放松

慢慢走,这样肌肉就可以放松了

9

稍微抬起右脚的内侧边缘,使脚的重量滚动到外侧边缘。然后回到起始位置,稍微抬起右脚的外侧边缘,使脚的重量滚动到内侧边缘。

- 尽量放松右脚和右腿。
- 自由呼吸,使你的胸部和脊椎可以轻松移动。
- 请注意,你的右膝盖向右和向左移动了一点。
- 请注意,你的骨盆向右和向左移动了一点。
- 保持膝盖不动,看看会发生什么,移动变得更容易还是更困难?

10

非常缓慢地抬起你的左脚内侧边缘,然后回到起始位置并休息。

- 感受你的脚滚到外侧边缘的重量。
- 放松脚掌、脚趾、脚踝和整条腿。
- 请注意,你的左膝和大腿略微向左移动。
- 为了方便起见,稍微抬起右臀的重量,同时抬起左脚的内侧边缘。当你轻轻地抬起右臀部的重量时,重量将向左臀部滚动。

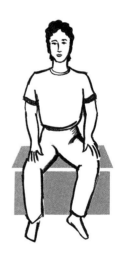

每次运动呼气
放松腿、脚踝、脚和脚趾

11

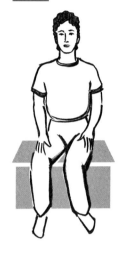

慢慢地抬起你的左脚外侧边缘,非常轻微,然后回到起始位置并休息。

- 感受你的脚滚向内侧边缘的重量。
- 请注意你的左膝略微向右移动。
- 要使运动更轻松,请稍微抬起左臀的重量,同时抬起左脚的外侧边缘。当你轻轻地抬起左臀的重量时,重量就会向右臀部滚动。

12

交替地抬起你的左脚内侧边缘,使脚的重量滚动到外侧边缘,然后回到起始位置,稍微抬起左脚的外侧边缘,使脚的重量滚动到内侧边缘。

- 轻松地移动。不要伸展或拉伤你的脚。
- 当你交替时,你的左膝和骨盆从一边到另一边移动一点。
- 保持膝盖不动,看看会发生什么。移动变得更容易还是更困难?

每个动作重复 4 至 8 次
使每个动作顺畅和舒适

现在,休息一下。

- 感受你的脚有多放松!
- 感受它们在地板上的舒适感。

13

右脚在地板上向前移动 4 到 6 英寸(1 英寸 = 2.5 厘米)。然后轻轻地抬起右脚的前部。把你的脚后跟放在地板上,以顺时针的方式慢慢地旋转右脚的前部。

- 想象一下,你的大脚趾在钟表盘周围慢慢地移动着时钟的指针。

- 感受右侧髋关节、骨盆和下背部的轻微循环运动。让你的整个身体——背部、脖子、胸部和肩膀——加入循环运动。

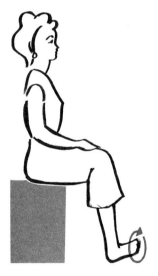

想休息就随时休息

缓慢旋转 4 至 8 次

14

现在,改变方向:稍微抬起右脚的前部,把脚后跟放在地板上。慢慢地,以逆时针方向旋转右脚的前部。

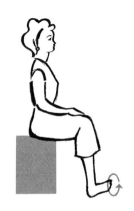

- 放松全身。
- 请注意,右髋关节、下背部和骨盆的轻微圆形运动改变了方向。

现在,休息一下。
- 感受右脚的不同!

15

在地板上向前移动左脚 4 到 6 英寸,然后轻轻地抬起左脚的前部。把脚后跟放在地板上,慢慢地,以顺时针的方式旋转左脚的前部。

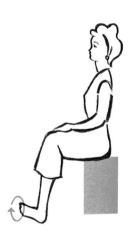

- 想象一下,你的大脚趾在转盘周围移动着时钟的指针。
- 尽量放松腿部、脚踝、脚和脚趾。
- 感受左侧髋关节、骨盆和背部的轻微循环运动。
- 让你的整个身体——背部、颈部、胸部和肩膀——加入循环运动。

想休息就随时停下来
慢慢走

现在,改变方向：稍微抬起左脚的前部。把脚后跟放在地板上。慢慢地,以逆时针方向旋转左脚的前部。

- 请注意,左髋关节、下背部和骨盆中的轻微圆形运动改变了方向。

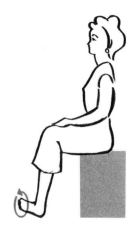

现在,休息一下。

- 感觉你的脚和地板之间的接触得到了改善。感受你的整个身体是多么的放松!

你已经完成了"*灵活的脚*"。当你站起来四处走动时,注意脚、腿和臀部是多么的放松和平衡。感觉你的脚是多么稳固地支撑着你。

尽情享受你的进步!

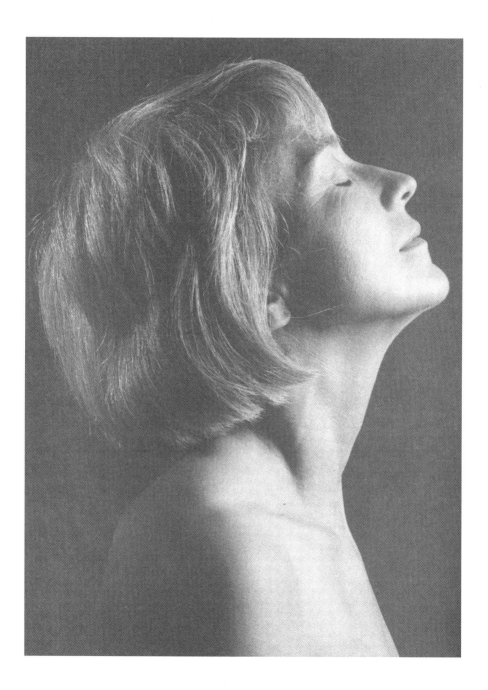

9. 面颌治疗

　　31 岁的戴安娜(Diana J.)在七年多的时间里一直在忍受慢性的颌骨疼痛和紧张。它开始于夜间不省人事的磨牙,最终变成一种持续的不适,经常伴随着头痛和颈部疼痛。当戴安娜来找我们的时候,她已经尝试了牙医所能做的一切,但是都没有用。通过使用"放松身心"方法,她迅速地改变了导致她疼痛的肌肉习惯模式,并获得了她长期以来一直想要的舒适和放松。

颌骨和面部的紧张是一个非常常见的压力相关的问题。最容易识别的症状是不省人事的咬牙切齿、眼睛周围的疼痛、头痛和颈部疼痛。最近的证据表明,慢性颌骨紧张甚至可以导致肩痛和下背部问题。

　　下巴的紧张也会使你的脸看起来紧绷和拉长,并导致不想要的线条和皱纹的形成。你能做的最有效的事情之一就是让你的脸保持年轻和有吸引力,也就是让你的脸保持放松、不紧张的状态。

　　"面颌治疗"将用强大和有效的技术让你的下巴和面部肌肉放松。它将化解习惯性的肌肉紧张,平衡面部肌肉张力。当紧张消失时,你的脸看起来和感觉上都会放松和年轻。

面颌治疗

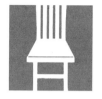

准备一个舒适的椅子或座椅，或一个运动垫或地毯。

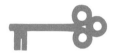

做放松运动时的要点

- 慢慢来。
- 使每个动作小巧而轻松。
- 尽量放松。
- 每次运动后短暂休息。

预备姿势

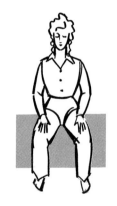

坐在舒适的椅子或座位上。把手放在大腿上。把你的脚平放在地板上，双脚分开与肩同宽，放在膝盖下面。

平躺在软垫上，把你的手臂放在身体两侧，或者伸展你的腿，或者弯曲你的膝盖。把你的脚平放在地板上，双脚分开，与肩同宽。

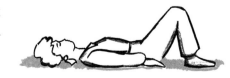

每个动作重复 4 至 8 次

1

慢慢地张开和闭上嘴。

- 放松脸、脖子、喉咙和舌头。
- 当你张开嘴时,你的下颚是笔直地向下移动,还是稍微向右或向左移动?
- 请注意,当你张开嘴时,头会稍微向后移动。

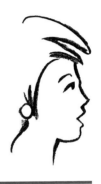

2

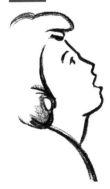

张开嘴,头向后仰一点。然后慢慢地闭上嘴,把头放回开始的位置。

- 请注意,头向后倾斜可以使嘴巴更容易张开。
- 为了使这个动作更轻松,放松你的脖子。

每次移动后暂停休息
每次运动时呼气

3

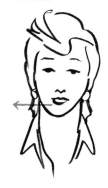

把嘴张大一点,保持张嘴状态,慢慢地把下颚向右移动一点。然后让下巴回到中间,闭上嘴,休息。

- 将左手食指放在下巴上,这样你就能更清楚地感受到下颌的运动。你的下颚是平稳地移动,还是它的运动在某些点上显得粗糙和不均匀?
- 慢慢来,放松下巴,这样你的动作就可以平稳而轻松了。

现在,休息一下。
- 感觉右侧的嘴巴和下巴开始放松!

4

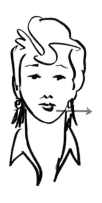

把嘴张大一点,保持张嘴状态。慢慢地把下颚向左移动一点。然后让下巴回到中间,闭上嘴,休息。

- 把左手食指放在下巴上,这样你就能更清楚地感觉到下巴的运动。
- 下巴向左移动和向右移动感觉到不同吗?
- 要使这一运动顺畅和舒适,请慢慢地移动下巴,只需轻微活动。

放松下巴、脖子和肩膀
使每个动作轻松

现在,休息一下。

- 感觉下巴、嘴巴和整个脸都在放松。当下巴放松时,
  头痛、颈部和肩部疼痛往往开始消失。

5

把嘴张大一点,保持张嘴状态。或者,慢
慢地将下颌向左移动一点,然后向右移动一
点。慢慢地将下颚从一边移动到另一边。

- 尽量少用肌肉。
- 放松眼睛。请注意它们是如何轻微地从一
  边移动到另一边的。
- 注意休息,这样你的脸和下巴的肌肉就不
  会累了。

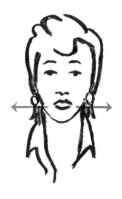

6

把嘴张大一点,保持张嘴状态。慢慢地
把下颚向前移动一点,这样你的下牙比上牙
稍微向前移动一点。然后让下巴回到它的正
常位置并休息。

- 把手指放在下巴上,这样你就能更清楚地
  感觉到运动。当下巴向前移动时,它是直
  接向前移动,还是稍微向右或向左移动?

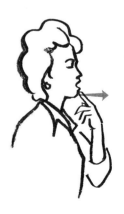

慢慢来,每次运动后暂停休息
每个动作重复 4 至 8 次

7

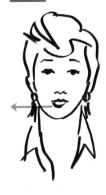

　　张开嘴,把下颚向前移动,并保持住。慢慢地把下巴向右移动一点,然后让下巴回到中间休息。

- 尽量放松舌头和喉咙。
- 自由呼吸。

8

　　张开嘴,把下颚向前移动,并保持住。慢慢地把下颚向左移动一点,然后让下颚回到中间休息。

- 放松胳膊、胃和腿。
- 下巴向左移动和向右移动感觉不同吗?

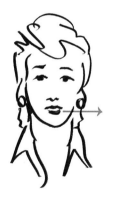

使每个动作变得缓慢、轻松和舒适
使用尽可能少的力量

9

张开嘴,把下颚向前移动,并保持住。然后交替地,慢慢地将下颚向右移动一点,然后再向左移动一点。把下颚从一边移到另一边,轻轻地。

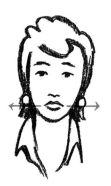

- 使这一运动顺畅、持续。
- 尽可能放松脸和全身。
- 不要让下巴疲劳。

现在,休息一下。
- 感受脸部和颈部的舒缓和放松。
- 注意嘴巴和下巴是多么地放松和舒适。

衡量你的进步:只需张开和闭上嘴几次。
- 让重力和下颌的重量轻轻地张开嘴。
- 请注意,当你的嘴和下巴关闭和放松时,在你的上下牙齿之间有一个微小的空间。
- 注意你的嘴巴现在张开起来是多么地容易和舒适。

你已经完成了"面颌治疗"。当你站起来走去的时候,你的脸、下巴和全身都会感到放松。

尽情享受你的进步!

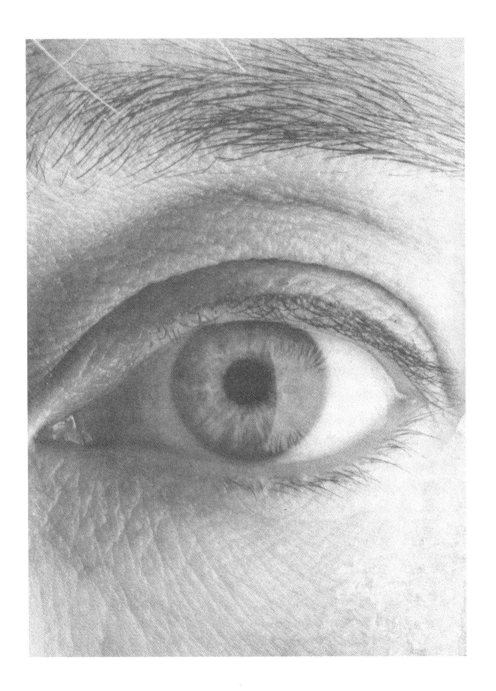

10. 放松视力

　　27 岁的乔安妮(Joanne P.)是一家跨国公司的执行秘书,她每天坐在办公桌前工作 8～10 小时,接听电话或打印报告。她的物理治疗师将她介绍给我们,说她抱怨头痛、眼睛疲劳、肩膀和背部疼痛。放松身心方法帮助乔安妮改变了她在工作过程中使用身体的方式。当乔安妮学会了放松视力和改善坐姿时,她的症状开始消失了。

　　我们更多地依赖于视觉,而不是任何其他感觉来为我们提供周围世界的信息。为了保持健康的视力,我们的眼睛需要使用它们的整个视力范围,从近到远的距离。但是在今天的世界里,我们大部分的时间都集中在身边的物体上。例如,我们在阅读书报、看电视、用电脑和机器时使用近视力。过度使用近视力是导致慢性眼睛疲劳和颈部、肩部和背部紧张的主要原因之一。

　　看东西需要眼睛、大脑和身体之间复杂的协调。这个独特的**"放松视力练习"**将帮助你以一种更轻松的方式使用你的眼睛。提高视觉质量,你将学习如何减少眼睛疲劳。因为你的眼睛与身体的其他部分之间有一种密切的神经肌肉关系,你会发现当视力变得更放松时,脸、脖子和肩膀上的紧张会消失。

放松视力

准备一把舒适的椅子，或一个运动垫或地毯。

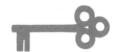

做放松运动时的要点

- 慢慢来。
- 使每个动作小而轻松。
- 尽量放松。
- 每次运动后短暂休息。

 执行此练习有两种方法：

（1）先阅读每个动作说明，然后在做动作时闭上眼睛。

（2）让朋友大声朗读练习。

注意：如果你佩戴隐形眼镜或有框眼镜，请在开始前将其取下。

预备姿势

坐在舒适的椅子或座位上。把手放在大腿上。把脚平放在地板上，与肩同宽，置于膝盖下方。

平躺下来，并把你的手臂放在身体旁边。伸展双腿，或弯曲膝盖，把脚平放在地板上，与肩同宽，置于膝盖下方。

每做几个动作就暂停休息一下

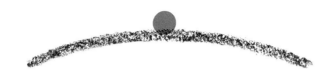

　　闭上眼睛。在你的想象中，假装你正看着一个圆形的球，它正在前方一条遥远的地平线上。想象球的颜色和大小。

　　想象一下，球沿着远处的地平线缓慢地向右移动，然后向左移动。闭上眼睛，慢慢地把眼球从一边移到另一边，就像你在想象中跟着球走一样。

 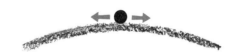

- 眼睛不要用力。
- 眼睛移动得很慢。
- 使每个动作小而轻松。
- 自由呼吸。
- 你的眼睛可能会在某些时候移动不均匀。球可能会突然跳过，或者你可能会偶尔看不见球。

每个动作重复 4 至 8 次
放松脖子、背部、腹部和腿

2

只注意你的右眼。想象一下，球沿着遥远的地平线，慢慢地向右移动一点，然后回到中间。闭上眼睛，在你的想象中，让右眼跟着球走。

- 只注意右眼。
- 使运动更小、更轻松、更舒适。
- 不要把右眼往右看太远，这样会使右眼容易疲劳。
- 如果右眼的运动在某些时候是不均匀的，那就放慢速度。
- 放松脸、脖子和肩膀。

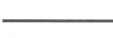

3

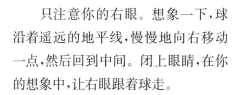

只注意你的右眼。想象一下，球沿着遥远的地平线，慢慢地向左移动一点，然后回到中间。闭上眼睛，在你的想象中，用右眼跟着球走。

- 尽量少用力。
- 你的眼睛是看不见球，还是球在某些地方跳过？为了使球平稳地移动，动作要慢一些。

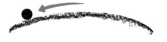

自由呼吸
每做几个动作就暂停休息

现在,休息一下

- 放松你的眼睛。
- 感受你的右眼和左眼之间的差别!

4

只注意你的左眼。想象一下,球沿着遥远的地平线,慢慢地向左移动一点,然后回到中间。闭上眼睛,用你的左眼跟着球走。

- 使之成为一种轻微的、舒适的运动。
- 放松下巴和额头。

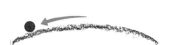

- 不要扭伤你的左眼。动作会自动改善。

5

只注意你的左眼。想象一下,球沿着遥远的地平线,慢慢地向右移动一点,然后回到中间。闭上眼睛,用你的左眼跟着球走。

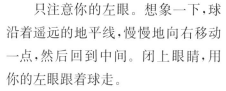

- 慢慢地走。
- 尽量放松左眼。

放松眼睛,慢慢来
尽量少用肌肉的力量

133

6

想象一下,球沿着遥远的地平线移动,慢慢地向左移动一点,然后稍微向右移动一点。闭上眼睛,双眼跟着球走。

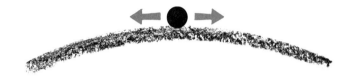

- 你的眼睛现在是不是动得更平稳了?

7

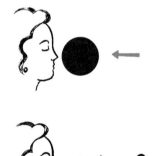

想象一下,球和地平线在很远的地方。跟随你想象中的球,它开始慢慢地移动越来越近,逐渐变大,直到它停在离你的脸只有一两米的地方。然后想象一下,当球返回遥远的地平线时,球又消失了,慢慢地变得越来越小。球到达地平线时暂停休息。

- 请注意,在某些距离上,很容易清晰地想象球,但在其他距离上,球就会不聚焦。慢慢做将有助于球保持在视线内。

每做几个动作就暂停休息
自由呼吸

8

想象一下球沿着地平线向右移动,然后想象它在最右边停下来。然后跟随你的想象中的球,它慢慢地越来越近,越来越大,直到它轻轻地接触到你右侧的脸。然后想象一下,当球返回遥远地平线的最右边时,它会慢慢变小。

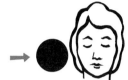

- 眼睛不要用力。使动作轻松。
- 想象一下,球在沿途的不同位置停下来,这样你就可以形成一个更清晰的焦点。

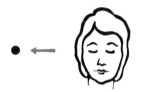

9

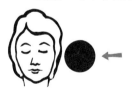

想象一下,球在远处的地平线上向左移动。想象一下球停在地平线最左侧的地方。然后观察你想象中的球,它慢慢地越来越近,越来越大,直到它轻轻地接触到你的左侧的脸。然后想象一下,当球返回到远处地平线的左侧时,它会慢慢变小。

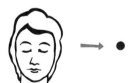

- 尽量放松眼睛、脸部、颈部和肩膀。
- 想象一下,球在沿途的不同位置停下来,这样你就可以形成一个更清晰的焦点。

感受差异! 然后继续……
尽可能地放松整个身体

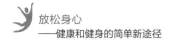
10

闭上眼睛,慢慢地向右和向左看几次。

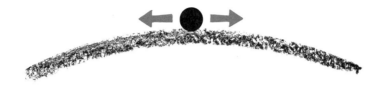

- 请注意,眼睛的移动变得更加顺畅和容易!
- 请注意,向右和向左移动多远,你的眼睛就可以移动多远,而不会感到疲劳。

现在,睁开眼睛。
- 注意你的眼睛是如何平静和休息的。
- 请注意你的远景有多清晰。
- 注意你的脸和脖子也感觉更放松了!

你已经完成了"*放松视力*"。当你站起来走动时,感觉到全身的放松。

尽情享受你的进步!

护眼小贴士

以下建议可以帮你保持健康、轻松的视力：

- 使用眼睛的全方位运动：左、右、上、下、近和远。
- 如果你的工作需要使用近距离视觉，定期闭上眼睛，每小时至少让眼睛休息一两次。
- 当你需要长时间使用近距离视觉时，经常将目光转移到窗外或房间周围。
- 办公室或工作区域应照明良好，无眩光或阴影。
- 在办公桌前工作时，试着用书报夹来减少阅读时向前倾的倾向。
- 如果你的工作涉及使用计算机视频显示终端（VDT），请阅读"**人体工程学提示**"一章中的 VDT 眼睛护理信息。
- 通过消除视力中不必要的肌肉力量和紧张，练习放松视力。

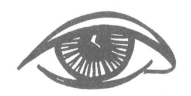

第三篇

体位健康

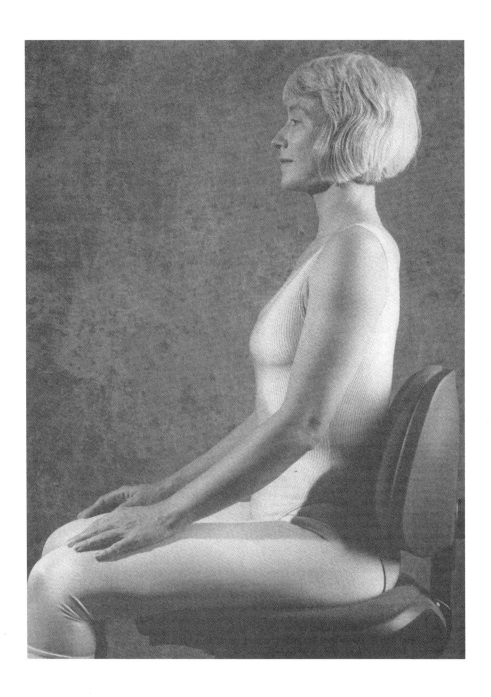

1. 动态坐姿的艺术

玛丽莲（Marilyn S.），一个 26 岁的半导体工人，当她从雇主那听说了我们的"放松身心"方法后，便找到了我们。她在工作前一直是一个健康、无病痛的人，直到她开始从事每天保持端坐 8 个小时的工作。现在她几乎每天都有颈部、肩部和背部疼痛的症状。我们教给玛丽莲做了一些放松身心方法的练习，让她在家里和工作中使用，并教她如何使用"动态坐姿"的方法，几天后她就没事了。

人们从来没有花这么多时间坐着。我们生活和工作在一个大多数人每天需要坐 8～15 个小时的椅子的世界里！从餐桌到汽车，从办公室到电影院，从椅子到沙发，我们花了一天的时间从一个座位移到另一个座位。

端坐很长一段时间对你的身体有很大的压力。虽然坐着可以减轻你脚上的重量，但它实际上增加了你背部的压力。事实上，坐着比站着时脊椎承受的压力高 50%。

如果你每天端坐超过 4 个小时，你的坐姿可能会影响脖子、肩膀和背部的健康和舒适。如果你经常感到脖子、肩膀或背部疼痛或僵硬，那么你的坐姿可能是问题的根源。如果你的职业要求坐在椅子上，我们建议你花时间发展一个安全和健康的坐姿。

本章介绍**动态坐姿**，这是最健康的坐姿。动态坐姿不是静止

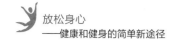
的姿势。动态坐着时，你的身体是坐着的，但不是固定的、受约束的或受限的，而且你的肌肉既不紧张也不过度劳累。

当你使用**动态坐姿**的方法时，你可以自由移动，轻松有效地弯曲和移动你的体重，并保持健康的背部和颈部，即使是在长时间端坐的情况下也是如此。

动态坐姿的艺术

使用你的骨骼支持

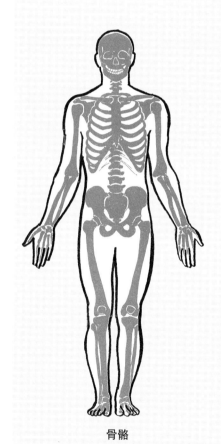

骨骼

大自然设计了骨骼来支撑你的身体,并保持它直立,抵消了强大的重力向下的拉力。当你的骨骼正确对齐时,你的骨骼可以承受比钢铁更大的压力。

糟糕的坐姿使你的骨骼无法为身体提供有效的结构支撑。由于坐姿不佳,肌肉不舒服会迅速发展,因为肌肉和韧带为了保持身体直立而超时工作。当你的肌肉和韧带做你的骨骼应该做的工作时,它们会变得过度使用和紧张。即使你的肌肉又大又强壮,你的骨骼也能更有效地支撑身体的重量。

骨　盆

　　当你坐着的时候,骨盆成为你身体结构支撑的主要来源。骨盆能够轻松有效地支撑你身体的重量。但是如果你坐在那里,你的背部和脖子是圆的,身体的大部分重量是向后扔的,这样你的身体就失去了骨盆所提供的支持。如果没有骨盆的结构支撑,你的肌肉、韧带和椎间盘就会承受巨大的压力。这就是为什么习惯性的弓背是引起慢性背部、颈部和肩部不适的最常见原因。

　　只有当你的下背部略微弯曲时,骨盆才能有效地支撑你的身体。你的背部略微弯曲,有效地支持你的重量的是骨盆的两个骨骼突出的坐骨。他们的形状呈圆形,可以平衡身体的重量。当你的体重被坐骨

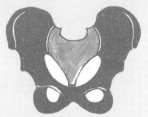

骨盆"坐骨"

有效地支撑着时,你的背部是最放松和灵活的——几乎不需要任何肌肉的力量就能倾斜、弯曲和转动。

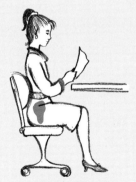

有骨盆支撑的坐姿

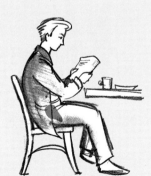

没有骨盆支撑的坐姿

平　衡

重要的是要将身体的重量均匀地分布在骨盆上。我们经常养成一种倾向于一边的习惯,这会使背部和颈部一侧的肌肉过度劳累,随着时间的推移,会扭曲你的脊椎形状。当骨盆的一侧长期支撑你的体重时,脊柱侧弯(脊柱的S形弯曲)会在你的下背部发展。

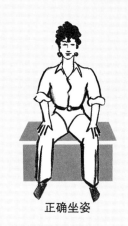

正确坐姿

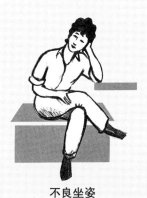

不良坐姿

椅　子

不幸的是,大多数传统椅子的设计都很糟糕。他们不足以支撑你的下背部,不能调整以适应您的个人身体结构或坐着的需要。通常,当你向后靠或坐在大多数传统椅子的后面时,你的背部变得圆了,你的腰弓消失了。有关设计良好的椅子的信息,请参阅"**人体工程学提示**"一章。

当你坐在椅子或座椅的前缘时,动态坐姿更容易保持。当你坐在座位的前缘时,你的后背自然会拱起,而骨盆坐骨可以支撑你,无论你坐的是哪种椅子。

当你坐在椅子上或靠在椅子上时,我们建议你尝试使用低靠背支撑或侧滚。你可以从骨科或背部护理用品商店买一个低背辊,或者你可以很容易地自己做一个。

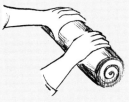

低背辊

要使背部向下支撑,请执行以下操作:

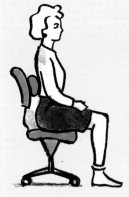

正确坐姿

把一条小毛巾卷成一个紧密的圆柱形,直径 2.5～10 厘米。把卷起的毛巾放在你的背和椅背之间。这将有效地帮助你保持下背部拱起。找出最适合你背部的直径。偶尔改变直径,这将有助于保持背部的灵活性。使用这种简单的技术通常可以立即降低腰部的低应变。

脖子和肩膀

许多人认为收拢下巴是良好姿势的一部分。这一思想起源于经典的军事姿态,实际上这是一种危险的错误观念。当你的下巴被收拢,颈部肌肉变得过度伸展,上脊柱的曲线变小,头和脖子的运动受到严重的限制。为了保持脖子的舒适度,你的头应该由脊椎支撑,而不是由颈部肌肉支撑。保持你的头舒适地直立,不要向后太远,不要向上或向下倾斜太远。保持直立舒适,你的颈部肌肉可以放松,头部可以自由移动,没有紧张感。

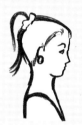 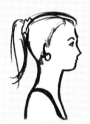

不良姿势　　　　**正确姿势**

当我们坐在桌子旁时,我们倾向于用头和脖子向前倾。这总是使我们的脖子和肩膀紧张,因为我们的颈部和上背部肌肉过度劳累和紧张。你可以坐得更靠近你的工作台面来保护脖子和肩膀。坐在椅子的前缘上,或尽可能靠近桌子或桌子。然后,向前倾,从你的臀部关节,而不是通过绕着你的背部。你还可以通过倾斜工作表面或工作材质的角度来减少向前倾斜的需要。提供可调节的工作台面以及书籍和纸张支架。

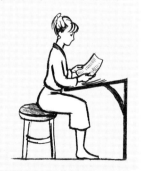

正确姿势

腿 和 脚

腿和脚在健康的坐姿中起着重要的作用。当你的双脚平躺在地板上时,动态坐姿是最容易也是最自然的,离肩宽很近,就在膝盖下面。在这个姿势下,你的腿和脚不会紧张,髋部关节更灵活,下背部更放松。你的脚应该能够自由移动,当你移动你的体重,弯曲,或转动,当你坐着的时候。如果脚不能到达地面,最好使用脚垫。

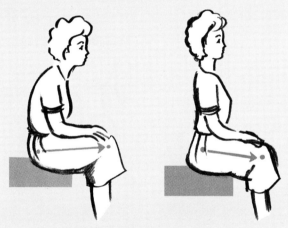

不良坐姿　　　　　　正确坐姿

当你的膝盖高于臀部水平时,你的下背部往往是圆的。保持膝盖稍微低于臀部的水平,将帮助你保持下背部的拱起。避免双膝紧靠着坐着。这会造成腿部、骨盆和胃部的紧张。

在可能的情况下,尽量避免在坐着时交叉双腿或脚踝。这样会让重量更多地放在你的一块骨盆坐着的骨头上。当这种情况发生时,你的脊椎曲线,后轮下部,和整个身体的对齐变得不平衡。

结　论

　　动态坐姿的秘诀是充分利用骨骼的支持，这样你的身体就可以在你坐着的时候轻松、舒适地移动。

　　通过使用**动态坐姿**的方法，你可以加强你的背部，防止背部疼痛，并从不良和限制性的端坐习惯所造成的肌肉压力中获得巨大的缓解。通常坐了几个小时后的疲劳就会消失。当你的肌肉放松时，你会发现自己感觉更舒服、更精力充沛。

　　动态坐姿可以使你的日常生活发生深刻的变化。试试看！虽然一开始可能会感到不寻常和不熟悉，但过一段时间后，它将变成一种舒适、健康的习惯。然后你就可以告别那些与久坐相关的疼痛了。

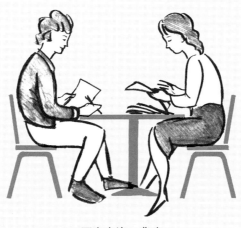

不良坐姿＝背痛

动态坐姿清单

- 如果可能,请使用可调节的人体工学椅子。如果使用传统的椅子,试着坐在椅子的前缘。
- 如果你向后靠在椅子上,请确保下背部由轮廓合理的椅背或腰部侧滚支撑。
- 在骨盆坐着的两块骨头上均匀地平衡你的体重。
- 稍微弯曲后背。
- 稍微弯曲脖子。
- 放松肩膀。
- 放松腹部。
- 双脚平放在地板上。
- 自由、轻松地呼吸。
- 经常改变坐姿。
- 释放身体中不必要的肌肉力量和紧张。

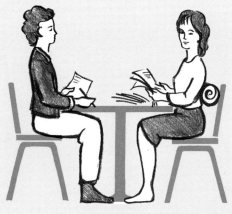

动态坐姿＝舒适

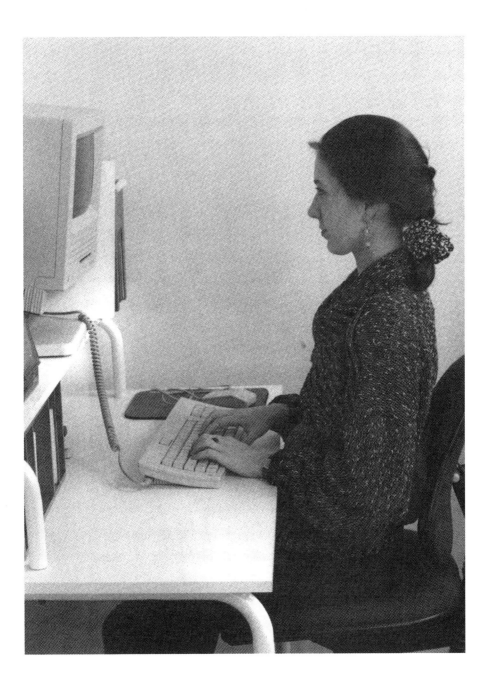

2. 人体工程学小贴士

　　34 岁的股票经纪人乔治（George W.）的整个工作日都是在电脑终端或电话上度过的。虽然他很年轻,平时都很健康,但他觉得疼痛更适合五六十岁的人。当我们和乔治谈话时,我们发现他只在一周内感到肌肉不适,而在周末却一点也不感到不适。我们陪乔治去他的工作场所。在我们告诉乔治如何重新安排他的电脑终端工作区,并给他一些基本的人体工程学和坐着的建议后,他能够工作,而不再感到不适或疼痛。

　　工效学是工程学的一个分支,它寻求改善工作场所条件的方法,以提高生产力,防止受伤,并增加工人的舒适度。

　　许多肌肉骨骼疼痛与久坐不动的职业有关,可以通过更好的人体工程学规划来减轻。我们经常忍受坐在不舒服的椅子和桌子上、光线不佳,以及电脑显示器放置不当,这些都是刺激物,往往会导致身体问题。本章和上一章"**动态坐姿的艺术**"提供了有效的常识技巧,可以帮助你改善工作环境的舒适感。

人体工程学小贴士

椅　子

如果你一天端坐 5 个小时或更长时间,你所使用的椅子类型是非常重要的。大多数办公椅对你的后背没有足够的支撑,使你的后背变圆。

精心设计的椅子越来越容易找到。它们被称为符合人体工程学的椅子,可以为您的下背部提供极好的支持。没有一把椅子适合每个人。有许多不同的风格和类型的人体工程学椅子。合适的椅子将取决于你在坐着时所做的活动类型、身体的结构和大小,以及你可能有的任何特别的敏感性。寻找一种符合人体工程学的椅子,它具有可调节的座椅高度和倾斜度,可调节的靠背高度和倾斜度,可调节的扶手,以及一个外形舒适的靠背,可以让你轻松地改变你的位置。如果没有符合人体工程学的椅子,我们强烈建议你使用低靠背支撑或垫子来改进你的椅子(请参阅**“动态坐姿的艺术”**)。

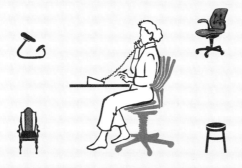

打 电 话

长时间拿着电话会使你的脖子、背部和肩膀紧张。每隔一段时间，就把电话换到你的另一只耳朵上。扬声器电话和耳机是两种选择，也可以减少大量使用电话带来的身体压力。

工 作 台

办公桌或工作台面的高度可能会影响工作时的舒适度。如果桌子太低，你的背部将变得圆润，重要的脊柱自然拱形将会变小。如果桌子太高，你的脖子、肩膀、手臂和手都会绷紧。

工作台面的正确高度取决于你所做的工作类型，并应允许你高效和舒适地坐着，如"**动态坐着的艺术**"中所描述的那样。我们建议使用高度和倾斜可调的桌子或工作台面。这将允许你根据正在做的工作的类型调整工作表面，并减少向前倾斜的需要。如果你的桌子是不可调节的，尽量避免向前倾。

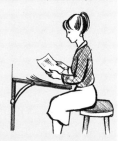

休　息

在工作中，我们常常忽略身体的舒适感，而忘记良好的坐姿。为了防止肌肉紧张和压力的积累，一天中有短暂的周期性休息是个好主意。即使是很短的休息时间也会有很大的不同。如果有时间，可以使用"放松身心"方法来获得额外的缓解。

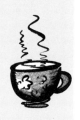

计算机工作站

数以百万计的人们每天坐在电脑显示器或视频显示终端(VDT)前度过他们的工作日。VDT 工人经常出现身体不适，包括背部疼痛、颈部和肩部紧张以及眼睛疲劳。通过遵循一些简单的人体工学和健康指南，可以减少或在许多情况下消除与VDT 相关的问题。

使用精心设计的符合人体工程学的椅子。

坐在靠近工作面的地方。

试着让你的工作站有必要的元素——椅子、桌子、显示器，键盘和工作材料——尽可能移动和可调。

VDT 屏幕应该离你的眼睛 14 到 25 英寸，这取决于你的视力。

VDT 屏幕的中心应该是与你的下巴水平，或约 10°低于眼睛的水平。

键盘的高度应该允许你的手臂稍微向下倾斜。

参考文档应该放置在显示器旁边的可调节垂直支架上，这样就不需要向前倾斜或改变焦点。

把工作材料放在身边。

经常改变你的坐姿。

当你的手和手指感到紧张或疲劳时，请休息和锻炼。

定期休息，四处走走或锻炼身体。

在每隔一两个小时的 VDT 工作后，试着休息一段时间。

把健康和舒适放在第一位。

当你感觉良好时，可以更有效率、更有成效地工作。

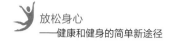

VDT 护眼小贴士

- 光源不应直接照射到你的眼睛或创造眩光或阴影。窗户里的自然光可能是最好的。如果你需要人工照明,"全光谱"荧光灯提供最舒适的照明。

- 每工作一小时,闭上眼睛休息一会儿。

- 经常使用计算机工作时,会给眼睛带来压力,导致近视。为了减轻压力,每隔五到十分钟花一点时间把目光从你的工作中移开,从附近的窗户或房间周围看出去。

- 当你长时间看 VDT 显示器时,你的眼睛保持相对静止不动,这会损害视力。为了保护眼睛不受伤害和疲劳,经常把你的目光从屏幕上移开。

- 在显示器上使用防眩光、无反射的屏幕。

- 使用高分辨率显示器。这些更容易阅读,对眼睛更安全。

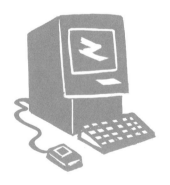

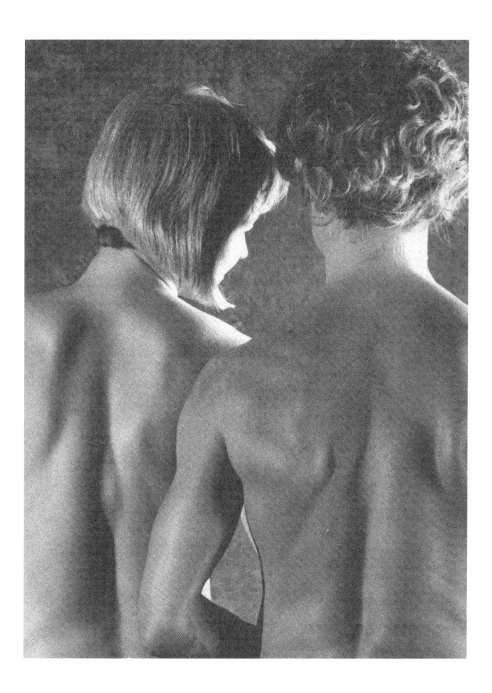

3. 姿势提示

诺玛（Norma P.）来找我们，抱怨慢性肩部疼痛和腿痛。作为一个年轻的女孩，她的父母经常提醒她坐直，整个学校的老师都告诫她不好的姿势。但是，那些看上去懒洋洋的人，对诺玛来说，感觉很自然，也很舒服。现在，在她46岁的时候，她感受到了一辈子不健康的姿势所带来的后果。我们给诺玛在家里做了一系列的"放松身心"练习，我们的指导方针是让她保持良好的坐姿和站立姿势。三个月后，她的疼痛消失了，当她在家庭医生那里测量时，她的身高增加了整整一英寸。

好的姿势看起来很好，感觉也很好。老一套的"胃内、胸外、肩背"套路不是很好的姿势。强迫你的身体进入这种不舒服和不自然的位置会造成肌肉紧张、疲劳和不适。真正好的姿势，另一方面，实际上缓解肌肉紧张，最大限度地发挥你的能量，让你自由和有效地移动。

当你使用"放松身心"方法时，你的姿势将自动改善。这是因为放松可以进入你大脑和神经系统控制你姿势习惯的部分。这里有一些额外的技巧来帮助你改善你的姿势。记住，你的坐姿会对你的健康和舒适度产生特别的影响。关于坐姿的信息可在"**动态坐姿的艺术**"一章中找到。

姿势提示

动态站立姿势

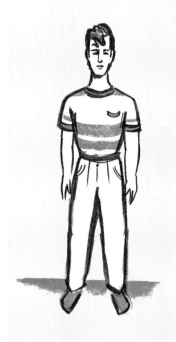

- 双脚相距约为肩宽。当你的双脚靠得太近时,你的颈部、背部和腿部肌肉会绷紧以保持平衡。一个更广泛的支持基础总是更稳定,并最大限度地减少您的身体的肌肉努力。
- 放松膝盖。锁定的膝盖限制你的髋关节和拉伤你的背部。
- 保持背部和颈部的自然弧度。这些曲线是绝对必要的健康姿势。
- 穿舒适的低跟鞋。高跟鞋对你的姿势是有害的,因为它们会使你的体重向前倾斜,使你的背部肌肉紧张。穿有良好的缓冲鞋底的鞋子,并提供良好的支持。
- 减少身体所有不必要的肌肉力量。在良好的姿势下,用你的骨骼而不是肌肉支撑身体。

安全且轻松地搬动重物

严重背部损伤的最常见原因之一是举起重物,不正确。当你从弯曲的位置抬起某物时,物体的重量将乘以 12 到 16 倍的杠杆系数。例如:当一个 180 磅的人举起 70 磅的重量时,他或她对下背部的椎间盘施加超过 1 000 磅的压力。

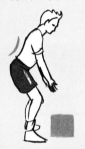

- 在举起重物之前,请始终保持双脚与肩宽相距,以便有一个稳定的支撑基础。

- 站在你打算抬起的物体附近,这样你就不需要向前倾斜或弯曲。

- 弯曲膝盖以降低你的身体,同时保持下背部有一个轻微的拱形,这很重要。

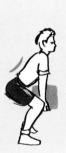
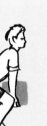

- 抬起物体,在慢慢伸直腿的同时呼气。让你的腿和骨盆,而不是你的背部做举重的工作。

- 尽可能放松脖子和肩膀。

- 如果你想转过身来,那就等到你站到了一个直立的位置,然后小心地移动骨盆和脚的重量。注意别扭伤你的背。

- 携带重物时,通过保持脊椎的自然曲线和对齐,将脊椎所承受的压力降至最低。

安全负重

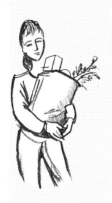

不管你是碰巧带着钱包,公文包,购物袋,还是婴儿,记住用你身体的两边分担你的工作。总是用同样的肩膀或手臂来支撑体重,最终会导致严重的肌肉失衡和全身紧张。

汽车座椅

大多数汽车和大多数公共交通工具的座椅很少或根本没有支撑你的后背。一些较新的汽车确实有符合人体工程学的座椅,提供可调节的低靠背支撑和座椅角度选择。

如果你的汽车座椅不能为你的背部提供足够的支撑,那么使用低靠背支撑是值得的。(见*"动态坐姿的艺术"*)当你乘飞机或火车旅行时,带上它。特殊的可调式靠背支架,特别是为汽车座椅,可通过矫形供应和背部护理商店提供。这提供了一个坚实的座椅底部和一个轮廓的座椅靠背。

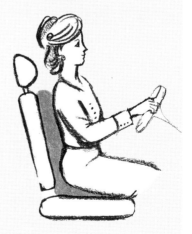

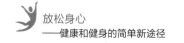

睡　觉

夜以继日地以同样的姿势睡觉会造成肌肉不平衡和紧张。一些健康专家推荐一种特殊的睡眠姿势,但除非你感到疼痛,否则你可以随心所欲地改变和调整你的睡眠姿势。如果你患有急性背痛,你可能会发现仰卧或侧卧,膝盖微微弯曲是很有帮助的。仰卧时,膝盖下面放个枕头睡觉。当你侧身躺着的时候,试着用一个枕头夹在两膝之间睡觉。

如果你患有颈部疼痛,你的枕头可能会影响你的夜间舒适度。枕头太高或太低往往会过度拉伸你的颈部肌肉。装满鹅绒或鸭绒的枕头是最柔软的枕头品种,很容易塑造,以满足您的个人需要。也有特殊的矫形枕头可用,它们的形状可以支持你颈部的拱形。

夜间不适的另一个常见原因是睡在太软的床垫上。对人类睡眠习惯的研究表明,我们经常在夜间移动和改变姿势。一个非常柔软的床垫可以限制你的转弯和改变位置的能力。一个坚固的床垫,但不能太硬,使你在睡觉时移动和改变你的位置更容易。

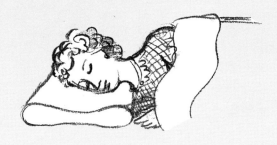

第四篇

参考文献和推荐读物

资源目录

1. 放松身心的录音带、研讨会和工作坊

有关本书作者创建的专门程序和产品的信息,请参见。公众和卫生专业人员写信给:

感觉运动学习系统

邮政信箱 5674

加州伯克利 94705

2. 费登奎斯方法教师

如需北美地区获授权的费登奎斯教师名单,请致函:S. M. L. S. 或,

费登奎斯协会(Feldenkrais Guild ®)

邮政信箱 489

奥尔巴尼或者

97321 - 0143

(800)775 - 2118 或(503)926 - 0981

3. 摩渊·费登奎斯的著作

《身体和成熟的行为:焦虑、性、重力和学习的研究》

纽约:国际大学出版社,1950 年

《通过运动提高认识:促进个人成长的健康锻炼》

纽约:哈珀·罗出版社,1972 年

《诺拉的案子》

伯克利：费登奎斯资源，1993 年

《难以捉摸的显而易见》

加州库比蒂诺元出版社，1981 年

《大师移动》

加州库比蒂诺元出版社，1984 年

《强大的自我》

纽约：哈珀·罗出版社，1985 年

4. 关于费登奎斯方法的书籍

托马斯·汉娜《生命的身体》

纽约：克诺普夫出版社，1980 年。

马斯特斯罗伯特和让·休斯敦《倾听身体的声音》

纽约：德拉科特出版社，1978 年

尤汉娜·瑞维亚《费登奎斯方法》

旧金山：哈珀·罗出版社，1983 年

5. 解剖学和运动学

布罗尔·马里恩《运动学导论》

新泽西州：普伦蒂斯-霍尔出版社，1968 年

布罗尔·马里恩《人体运动效率》

费城：桑德斯出版社，1967 年

卡潘吉《洛杉矶关节生理学》第三版

纽约：丘吉尔出版社，1982 年

凯彼特，维恩和劳伦斯·埃尔森《解剖彩色书》

纽约：哈珀·罗出版社，1977 年

6. 大脑

布朗，芭芭拉《新思维新身体》

纽约：欧文顿出版社，1986 年

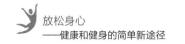

格林·埃尔默,艾莉丝·格林《除了生物反馈》

纽约:德拉科特出版社,1977 年

奥恩斯坦,罗伯特,理查德·汤普森和大卫·麦考利《神奇的大脑》

波士顿:霍顿米夫林出版社,1984 年

普里布拉姆,卡尔《大脑的语言》

恩格尔伍德克利夫斯,新泽西州:普伦蒂斯-霍尔出版社,1971 年

理查德·M·莱斯塔克《大脑》

纽约:道布迪尔出版社,1979 年

萨克斯,奥利弗《把自己的妻子误认为帽子的人》

纽约:首脑会议书籍出版社,1985 年

7. 疾病与治疗

《从痛苦中解脱出来》

纽约:西蒙与舒斯特出版社,1979 年

凯利特·勒内《软组织疼痛和残疾》第二版

费城:戴维斯出版社,1988 年

卡曾斯,诺曼《对疾病的解剖》

纽约:诺顿出版社,1979 年

杰斐,丹尼斯《从内部治愈》

纽约:西蒙与舒斯特出版社,1988 年

米勒,埃米特《自我意象:创造自己的健康》

加州伯克利:天体艺术出版社,1986 年

奥恩斯坦,罗伯特和大卫·索贝尔《治愈的大脑》

纽约:西蒙与舒斯特出版社,1987 年

佩尔蒂埃,肯尼思《思想作为治愈者,思想作为杀手》

纽约：德尔塔出版社,1977 年

罗西,欧内斯特《身心康复的心理生物学：治疗催眠的新概念》

纽约：诺顿出版社,1988 年

罗西,欧内斯特和大卫·B·奇克《心身疗法》

纽约：诺顿出版社,1988 年

罗斯曼马丁《自我康复》

纽约：沃克出版公司,1987 年

麻袋奥利弗《一条可以站立的腿》

纽约：哈珀·罗出版社,1984 年

萨诺,约翰《小心背痛》

纽约：明天出版社,1984 年

西格尔,伯尼《爱,医学与奇迹》

纽约：哈珀·罗出版社,1986 年。

西蒙顿,卡尔,斯蒂芬妮·马修斯-西蒙顿和詹姆斯·克里顿《再获健康》

纽约：班塔姆出版社,1982 年。

8. 放松并释放压力

本森,赫伯特《松弛响应》

纽约：明天出版社,1975 年

《超越松弛反应》

纽约：纽约时报出版社,1984 年

戴维斯、玛莎、伊丽莎白·罗宾斯·埃舍曼和马修·麦凯《放松和应力减少工作簿》

加州奥克兰：新先锋报出版社,1988 年

肯·戴特沃尔德《身体意识》

纽约：朱庇特出版社，1977 年

丹尼尔·戈尔曼和塔拉·贝内特-戈尔曼《放松的身体手册》

纽约：花园城双日出版社，1986

斯特兰斯基，朱迪丝，罗伯特·B·斯通《亚历山大技术》

纽约：波福特图书公司，1981 年

9. 音乐教育

切斯，米尔德里德·波特尼《只是在弹钢琴而已》

和平出版社，1974 年

里斯塔德·埃洛伊丝《头上有个女高音》

犹他州：真人出版社，1982 年

威尔森，弗兰克·R·托恩《聋人和所有的大拇指》

纽约：兰登大厦，1987 年

10. 运动健身

布兰查德，肯尼斯，爱丁顿和玛乔丽·布兰查德《一分钟经理变得健康》

纽约：明天出版社，1986 年

盖尔维，蒂莫西《内网》

纽约：班塔姆出版社，1979 年

黑吉，杰克《用全身奔跑》

宾夕法尼亚州：罗德尔出版社，1986 年

墨菲，迈克尔《高尔夫王国》

纽约：戴尔出版社，1973 年

亨利·所罗门《运动神话》

纽约：班塔姆出版社，1984 年

11. 科学与哲学

贝特森，格雷戈里《心灵与自然》

纽约：达顿出版社，1979 年

卡普拉，弗里乔夫《物理学之道》

波士顿：香巴拉出版社，1975 年

《转折点：科学、社会与新兴文化》

纽约：西蒙与舒斯特出版社，1982 年

威尔伯·肯·埃德《全息范式和其他悖论》

波士顿：香巴拉出版社，1982 年。

12. 心理学与学习

布卢姆菲尔德·哈罗德，罗伯特·科里《内心的喜悦》

纽约：朱比特出版社，1985 年。

布里·阿德莱德《可视化》

纽约：巴诺出版社，1978 年

德博诺·爱德华《横向思维》

纽约：哈珀·罗出版社，1970 年

加文·沙克提《创造性视觉化》

纽约：班塔姆出版社，1982 年

詹德林·尤金《集中注意力》

纽约：班塔姆出版社，1981 年

约翰·格林德，理查德·班德勒《恍惚状态》

犹他州：真人出版社，1985 年

纽约：基础书籍出版社，1981 年

基恩·山姆《敬舞蹈之神》

纽约：哈珀·罗出版社，1970 年

希拉·奥斯兰德，林恩·施罗德《超级学习》

纽约：戴尔，1980 年

马克·里斯《摩谢·费登奎斯与运动有关的工作：米尔顿·

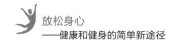
埃里克森催眠疗法的平行方法》

纽约：布鲁纳/马泽尔出版社，1985 年

摩谢·费登奎斯对躯体教育的口头方法：与弥尔顿·埃里克森的语言运用相类似。

迈克尔·D·亚普科《催眠与战略干预》

纽约：欧文顿出版社，1986 年

舒茨·威尔《深奥的朴素》

纽约：班塔姆出版社，1979 年

斯密·亚当《心灵的力量》

纽约：兰登书屋出版社，1975 年

后　记

　　我的一位朋友是一名优秀的钢琴演奏家，一次与她谈话中偶然得知她由于长期久坐练琴导致自己腰部和肩膀经常疼痛，有时甚至会疼到腰不能直立的地步。去医院检查时医生告知在弹琴时由于右边身体会向前坐得多，并且因为经常抬起肩胛关节，导致肌肉损伤。疼痛严重影响到她平时训练和演出。她不知道自己哪里出了问题，只能求助于医生，于是不得不经常去医院接受推拿和理疗。

　　上面这个例子，相信大家很熟悉。在日常生活中我们经常谈到一个词——"职业病"，它出现在不同的职业群体中。比如经常在电脑前工作的人群会有颈椎病、腕管综合征、肩周炎、腰椎间盘突出等。很多人将其归结为身体问题，认为只要运动一下，或是按摩一下就好了。确实这样的行动，使疼痛暂时消失了。然而深入研究，我们发现只能暂时地缓解，过几天疼痛依然存在。为什么？究其原因，我们没有找到问题的根源。因为我们并不知道给我们带来困扰的这些问题出在哪里。肩疼可能并不只是肩部的问题，也可能是脊柱的问题或者是腰部的问题。

　　作为一名在高校里从事十几年舞蹈教学工作的教师，同时作为一名身心学研究者，多年的教学和研究让我发现，社会的快速发展，人类活动的紧张节奏，使得很多人出现上述中的各种身体问题，以此也引发很多心理问题。但是由于惯性原因（或者我将其比喻为"温水煮青蛙"）的原因，大部分人仍浑然不知。确切地说，因为我们身体的某些肌肉在紧张着，这些紧张的肌肉一直处于工作状态，即使你在休息（比如睡觉）时，它们也不停息。因此我们经常会感觉到疲惫，或是出现呼吸变浅、腰痛、肩痛、膝盖痛等各种问题。

"身心学"派的创始者之一——摩谢·费登奎斯博士发明了放松身心方法。摩谢·费登奎斯先生是 20 世纪最具独创性与整合性的思想家之一，同时又是核物理学家、柔道黑带高手。他运用生理学、解剖学、生理学、运动学、神经学、心理学、人类学以及东方觉知技巧发明了费登奎斯方法。该法主要是从神经开始，从大脑中重新建立身体各部位的图像，使大脑对身体各部位的运动方式有觉知，以此内由而外地运用身体。该方法在国际上应用十分广泛，尤其在表演、康复、保健等诸多领域，然而令人遗憾的是国内对其了解甚少，甚至很多人还不能接受其观点。

放松是一切的源泉，也是根本。张弛有度，身心合一。人是身体和心灵的共同体，而不只是物理结构的简单人体。由外的观看，只是别人看你，那是外在的、物理的你，所以并不能完全帮助你改变。而真正能改变的是你自己，因为你是从内心向外看自己，从内核开始，此时才是一个完全的、完整的你。这样的改变才是最有效、最彻底的。

《放松身心》这本书，通俗易懂，便于操作，很适合那些长期遭受身体疼痛、精神紧张、工作负荷大、从事舞台表演的人群。相信通过练习本书中的 10 个动作，你能够感受到一个完全不一样的自己。

还国志

2020 年 9 月 23 日晚于上海大学